EL ESTUDIO Y LA MEMORIA
(TÉCNICAS PARA PERFECCIONARLOS)
Dr. Enrique Uguet, Ph. D.

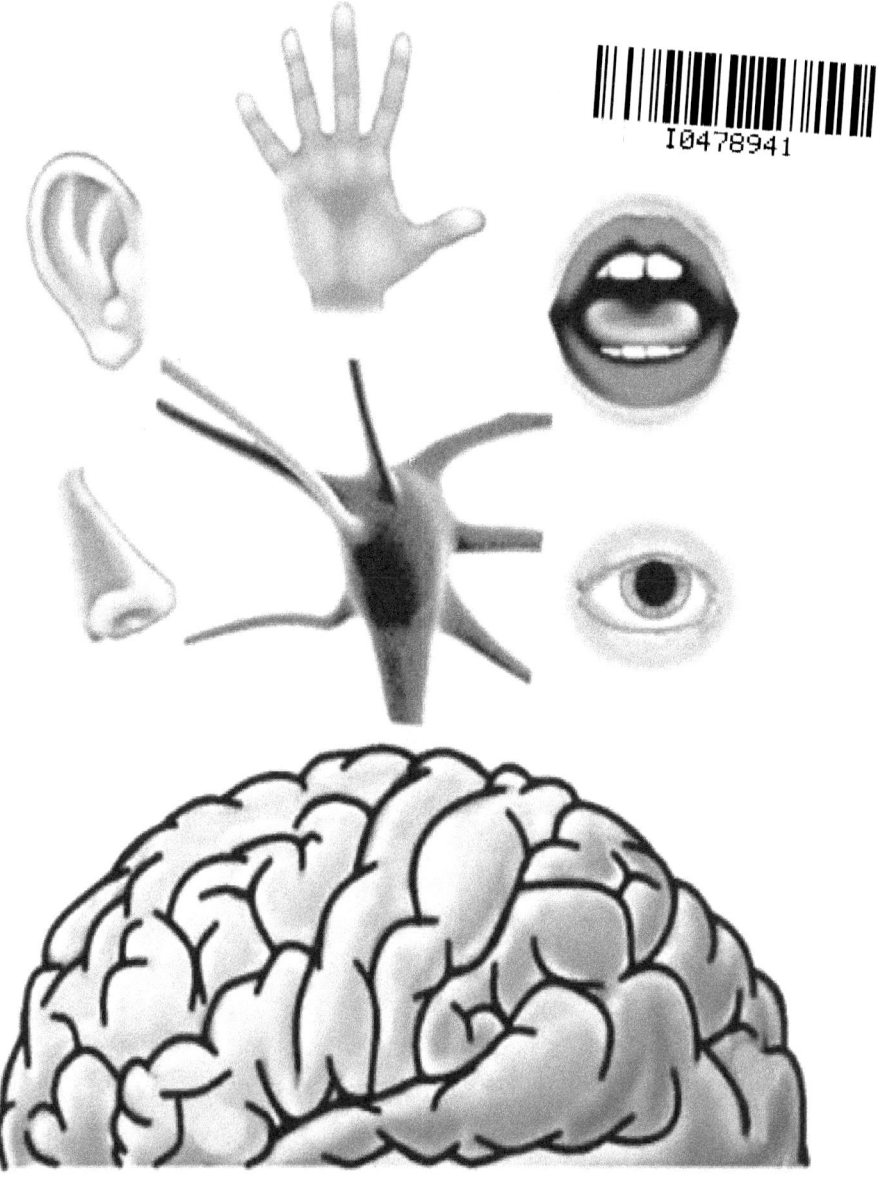

EL ESTUDIO Y LA MEMORIA. TÉCNICAS PARA PEFECIONARLOS.

Profesor Dr. Enrique Uguet PH. D.
Médico Cirujano Especialista en
Angiología y Cirugía Vascular. Cuba.
Doctor en Filosofía en Ciencias Biomédicas

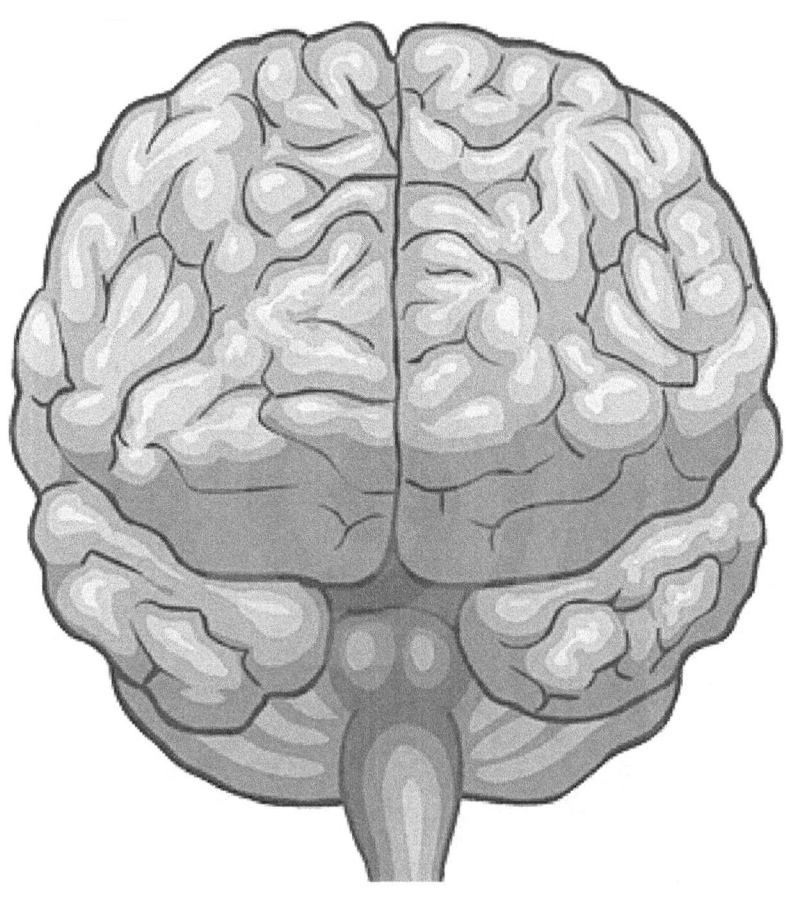

El Estudio y la Memoria. Técnicas para perfeccionarlose.

Primera edición 2017

Edición, diseño y composición: El Autor

Diseño de cubierta: el autor

Fotografías: Internet.

Dibujos: Tomados de la internet y realizados por el autor.

ISBN:

INTRODUCCIÓN

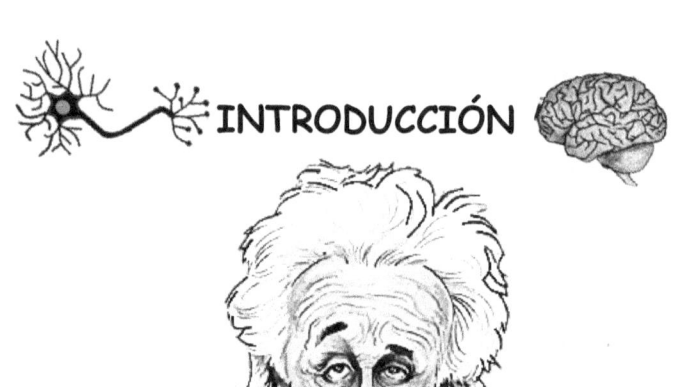

"Nunca consideres el estudio como un deber,
sino como una oportunidad para penetrar
en el maravilloso mundo del saber"
Albert Einstein (1879-1955)
Físico alemán.

Es probable que lleves algunos años adquiriendo conocimientos para aprobar los exámenes de las diferentes asignaturas que han formado parte del currículo de los grados que has cursado y no estoy seguro si, en algún momento de tu vida estudiantil, has analizado cual es el mecanismo mediante el que has logrado apropiarte de las nociones, que te han permitido ser exitoso en tus estudios. Es decir, te has hecho alguna vez la pregunta:

¿Cómo aprendes?

1

Pienso posible que tu respuesta sea negativa y si bien no es preocupante si pudiera considerarse injusta y sorprendente.

Injusta, porque has estado ignorando durante mucho tiempo los órganos que te han concedido la facultad de almacenar información para que puedas desenvolverte triunfalmente en el ámbito escolar y porque no has tenido la actitud de reconocerles todo el mérito que merecen por sus valiosas labores, en forma silenciosa, sin reclamar provechos, ni exigir recompensas.

Sorprendente, porque lo lógico sería que tuvieras la inquietud por conocer, los mecanismos básicos mediante los cuales tu organismo es capaz de educarse y conociéndolos pudieras inclusive perfeccionarlos y obtener aún mejores calificaciones de las que has logrado hasta ahora.

No estoy totalmente convencido que tú sabes que utilizas los materiales de estudio: lápiz, bolígrafo, libretas, libro de texto, notas de clase e inclusive pudiéramos incluir al maestro, para obtener información y conducirla a tu **cerebro** (que no la ves ni la sientes) pero no directamente, sino a través de los **receptores de tus órganos de los sentidos** y por medio de **estímulos físicos** ocasionados por las actividades docentes: del maestro o tuyas mediante el estudio.

Por este motivo, se te hace necesario tener las nociones básicas de cómo funcionan tus órganos de los sentidos y como aprende tu cerebro, para poder perfeccionar las técnicas de estudio, con vistas a incrementar tus grados académicos y almacenar esos conocimientos en tu memoria de larga duración.

¿Es que has estado estudiando con un método incorrecto hasta ahora?

No, por supuesto que no y prueba de ello es que has estado aprobando tus asignaturas. Y si bien es cierto que tus resultados han sido buenos, no es menos cierto que si progresaras en la teoría de este importante tema, **como aprende tu cerebro**, y lograras adquirir las nociones fundamentales de este proceso que tiene lugar en tu órgano encefálico, tus calificaciones serían más elevadas y el nivel intelectual, mas completo.

Cuando digo "**cerebro**" es un término que comprende varias estructuras de las cuales quisiéramos destacar sus componentes básicos, las "**neuronas**" que son las encargadas de servir de vehículo a los impulsos nerviosos docentes y establecer conexiones para formar circuitos con los conocimientos estudiados.

Para que tu aceptes estudiar de la forma en que tu cerebro procesa la información, es probable que tengamos que enfrentarnos con algunos obstáculos, de los cuales considero que el más importante pudiera ser, tu estructura mental, construida con las costumbres adquiridas con la técnica que has estado utilizando por un tiempo prolongado y por la desconfianza que puedas mostrarle a una experiencia nueva, sobre la cual no conoces sus ventajas y que a lo mejor no la consideras necesaria debido a que con el método empleando, no has tenido problemas importantes.

Por este estado de ánimo que puedas presentar es que no pretendo que descartes todos los elementos que empleas para estudiar y que te han sido útiles, no, mis intenciones son que le encuentres a ellos una explicación científica pensando siempre en tus órganos de los sentidos, el cerebro y sus neuronas, e incorpores los que te recomiendo, que se basan en los adelantos de la neurociencia y el aprendizaje, para que con el tradicional razonado y el actual anexado puedas conseguir beneficios y óptimos resultados académicos durante el curso escolar.

Espero que no te conformes con sólo leer el contenido de este libro, sino que te lo estudies, hasta que logres llevar sus conceptos fundamentales hasta tu memoria de larga duración, es decir, te lo aprendas, por este motivo, al escribirlo, trate de hacerlo de forma tal que les facilite a tus órganos de los sentidos y cerebro, procesarlo con la mayor calidad permisible.

Espero que te sea de utilidad y empleando sus recomendaciones en tus actividades docentes, seas capaz de adquirir los conocimientos con más facilidad, almacenarlos durante más tiempo y obtener mejores calificaciones.

No es necesario decirte, que si eres un estudiante que estas teniendo dificultades con tus notas en las asignaturas, eres el alumno que más beneficios vas a obtener con la lectura de este manual..

CAPÍTULO I

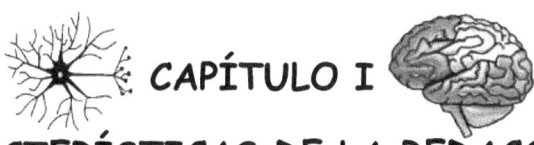

CARACTERÍSTICAS DE LA REDACCIÓN DE ESTE LIBRO

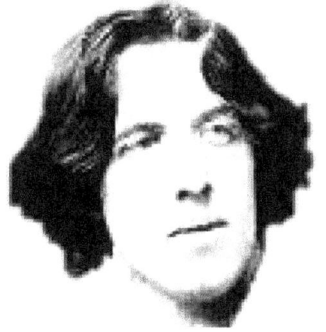

"No existen más que dos reglas para escribir:
tener algo que decir y decirlo bien."
Óscar Wilde. (1854-1900)
Escritor y poeta irlandés.

Teniendo en cuenta lo relatado en la Introducción, a la hora de redactar los distintos capítulos, he adoptado las siguientes medidas, frutos de mis estudios sobre este tópico y de ideas que me han surgido al respecto.

Por lo tanto:

1. Voy a tratar de utilizar en la escritura de los capítulos, las palabras que se utilizan en el lenguaje estudiantil diario, evitando el uso de vocablos infrecuentes, con el fin de **que tú conozcas** su significado y captes con más facilidad el sentido de la oración.

2. Redactarlo de manera que te sea **fácil** procesar la información que transmito a tu cerebro.

3. Trataré de escribir los capítulos y sus contenidos de la manera más **organizada** posible.

4. Con un **orden** y secuencia **lógica.**

5. Te resaltare en **negritas o en mayúsculas** los conceptos que estimo son básicos, las definiciones y las palabras claves.

6. En la medida de lo posible, sin caer en la monotonía ni en la redundancia, te **repetiré** los conceptos importantes con el fin de que los lleves del hipocampo a tu memoria de larga duración.

7. Utilizare **ejemplos** para tu mayor comprensión y retención.

8. Cuando entienda que es útil, redactare **resúmenes** al final de los capítulos.

9. Intentare emplear **ilustraciones** cuando sea pertinente, cumplimentando el adagio de que: **"una lámina vale por mil palabras"**

10. Te destacaré **la importancia** que tiene determinada información **para tu vida diaria** o **actividades estudiantiles.**

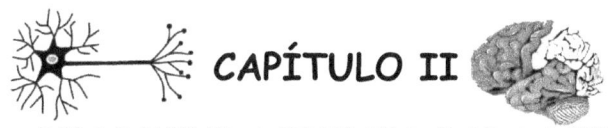 CAPÍTULO II

RECOMENDACIONES PARA LEER ESTE LIBRO.

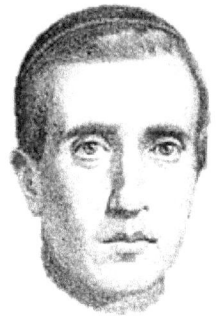

La lectura es como el alimento; el provecho no está en proporción de lo que se come, sino de los que se digiere.
Jaime Balmes. (1810-1848)
Filósofo y sacerdote español

Por parte tuya solo reclamo aquello que yo no puedo hacer por ti durante el tiempo de lectura: permitirles a tus neuronas que desempeñen su labor de adquirir, procesar y almacenar los conocimientos existentes en este libro, en las mejores condiciones permisibles.

Para facilitarte ese tránsito te enumero las siguientes recomendaciones:

1. Escoge **un lugar adecuado:** agradable, solitario, silencioso, vacunado contra las perturbaciones ambientales, con un mobiliario cómodo, iluminación apropiada y temperatura confortable.

2. Evita **las interrupciones**.

3. Sortea **las distracciones y evasiones mentales**.

4. Antes de comenzar a leer el libro, **efectúa una revisión general:** lee el título, el índice de los capítulos, hojéalo, observa las figuras para que tengas una idea general sobre el asunto de que trata permitiéndole a tu cerebro comenzar la construcción de conexiones que buscaran la información que tienes almacenada sobre este tópico y puedas **hacer asociaciones**.

5. Préstale a su lectura **el máximo de atención**.

6. Tu **estado de ánimo** tiene enorme importancia durante la lectura. Tienes que estar alegre, contento, sentir placer en la tarea que estás realizando, encontrarla útil, necesaria. Sentirte relajado, calmado, sereno, con un espíritu positivo frente a la lectura.

7. Despéjate mentalmente de ideas y pensamientos negativos, de preocupaciones.

Siéntete capaz de enfrentar con éxito la tarea de leer este manual, considérate competente, eleva tu autoestima

8. Búscale **vinculación** a la lectura que estas llevando a cabo con tu actividad estudiantil cotidiana, encuéntrele una aplicación práctica, útil y ventajosa.

9. Lee los capítulos y los párrafos en secuencia, **se mentalmente organizado.**

10. Durante la lectura **confecciones esquemas, graficas, mapas conceptuales.**

11. Cuando un párrafo te sea difícil o confuso o te crea dudas para comprenderlo, trata de desentrañarlo, **divídelo en secciones por oraciones, léelo varias veces.**

Recuerde que no puede aprender aquello que no eres capaz de entender.

12. Descansa de leer periódicamente *y* **medita sobre el contenido de lo que has leído.**

13. No lleves a cabo una lectura superficial del manual para terminar de leerlo, **léelo para aprender.**

14. Lee con profundidad, **concentración**, **sin distraerte,** preferiblemente **en voz alta.**

La velocidad que le imprimas estará en relación con la comprensión del tema y las características del mismo. Lee despacio los conceptos nuevos y complejos, las definiciones y asuntos medulares; más rápidos en las descripciones sin mayor importancia. Pero en general, **evita siempre la velocidad excesiva.**

15. Subraya o destaca aquellas partes que consideras importantes o que contenga pensamientos centrales, **toma**

notas, escribe resúmenes. Al repasar, concéntrate fundamentalmente en estos aspectos señalados.

16. Cuando leas un concepto que consideres importante ten presente que lo has situado en el hipocampo donde reside tu memoria de corta y mediana duración, entonces debes **analizarlo, repetirlo y al día siguiente repasarlo** con el fin de trasladarlo a la memoria de larga duración

17. Las partes del libro que consideres importantes, **léelas despacio y en alta voz.**

18. Si encuentras una palabra que no conoces su significado y esto no te permite comprender el párrafo, detente, **busca el significado en un diccionario**, anótalo en una libreta y comienza de nuevo a leerlo.

19. No dejes que tu cerebro funcione como una máquina de registro de palabras, oraciones y párrafos, después de leer cada párrafo o capítulo haz una **pausa para analizar y reflexionar sobre el mismo.**

20. Puedes **escuchar música instrumental** a un volumen adecuado.

21. Acostúmbrate a **revisar las notas** o resúmenes que has confeccionados.

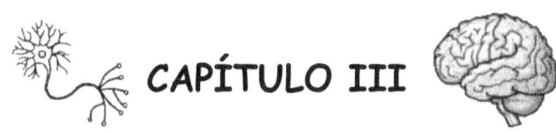

CAPÍTULO III

PORQUE ES NECESARIO QUE PERFECCIONES TU MÉTODO DE ESTUDIO

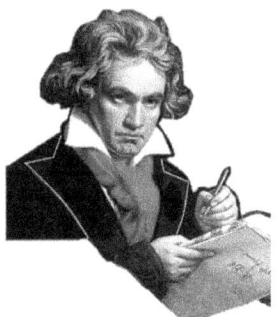

"Un buen alumno se compone del dos por ciento de talento y del noventa y ocho por ciento de perseverante aplicación al estudio."
Ludwig van Beethoven (1770-1827)
Compositor alemán y pianista.

Estudiar no es una actividad fácil. Tu cerebro recibe infinidades de estímulos sensoriales durante cada segundo de tu existencia en el lugar de tu casa donde realizas tus estudios. Los visuales estarían relacionados con la decoración e iluminación del cuarto y los cutáneos como la temperatura y humedad del recinto, el contacto de la ropa y el calzado que vistes y calzas y las particularidades de la construcción del asiento que utilizas: dureza y forma.

Los auditivos: las conversaciones y ruidos ocasionales fuera de la habitación: del televisor, radio, timbre del teléfono, de la puerta de la casa. A los pormenores descritos se le suman las excitaciones inoportunas como son visitantes o alguna otra eventualidad.

A este cúmulo de estímulos debemos agregar los relacionados con el estado emocional tuyo, derivados del medio ambiente hogareño, como serían los vínculos interpersonales con tu familia, si hubo alguna discusión o violencia familiar, la situación económica que impera en tu casa, si tenías ropa adecuada que ponerte o alimentos para comer.

Y los recuerdos procedentes de tu asistencia diaria a la escuela: problemas con el trasporte escolar, si tienes uniforme, si dispones de dinero para comer, malas relaciones personales con algún alumno o problemas amorosos que te acuden a la mente en estos instantes. Independiente de que cuentas con la ayuda del Sistema Activador Reticular Ascendente y el Tálamo, estructuras anatómicas de tu cerebro que te ayudan a filtrar y seleccionar ese conglomerado de sensaciones, no hay que llevar a cabo muchas sinapsis (conexiones entre neuronas) para comprender la armadura que tienes que desarrollar para bloquear todas las distracciones mencionados y lograr fijar tu atención en el estímulo que te interesa en esos momentos: **estudiar.**

Ahora bien, aquí no terminan los obstáculos, falta mencionar las características del tema que

tienes que aprenderte, su redacción puede ser compleja, su contenido difícil de comprender, su tamaño extenso y poder obtener los objetivos que persigues, aprender y para lograrlo necesitas:

1. **Un ambiente adecuado.**

2. Un nivel **de motivación aceptable.**

3. **Una atención apropiada.**

4. **Una penetración, sin interrupciones, de la lectura que llevas a cabo** hasta tu tejido neuronal.

5. **Un tránsito fluido** de los estímulos electro-químicos intelectuales hasta las estructuras anatómicas cerebrales correspondientes en tu cerebro.

6. **Una comprensión y razonamiento**, de la materia estudiada, al más elevado tanto por ciento posible.

7. El traslado de esos conocimientos **hasta tu hipocampo donde se forma elabora la memoria de larga duración.**

8. Después de alcanzado estos objetivos, por la noche, mediante **el estudio y durante el sueño** los trasladarás hasta los lugares de tu corteza cerebral, **donde reside tu**

memoria de larga duración, para almacenarlos y poderlos recuperar cuando te sean necesario.

Por todas las dificultades mencionadas, para alcanzar estas metas es necesario que emplees un método de estudio que esté acorde a como tu cerebro aprende. En la actualidad somos protagonistas privilegiados del cambio ostensible que se está llevando a cabo, en los métodos utilizados para estudiar y que a medida que son concebidos, cobran vida, crecen, se fortalecen y multiplican bajo la tutela de un personal ejemplar, como son los científicos de la neurociencia del aprendizaje, con estos avances, ellos hacen un uso benefactor y provechoso al aplicárselos a las técnicas del estudio, obteniendo resultados, cada día más alentadores por ajustarse de una manera real, práctica y fisiológica al: estímulo (órganos de los sentidos) y receptor (cerebro) y a la relacion que se establecen entre ambos: libro y alumno, que no podemos ni debemos ignorar estos progresos, sería un sacrilegio sin opción a un perdón el no utilizarlos.

Estos cambios o mejor expresado, modificaciones de criterios, que se están promoviendo, de forma lenta, paulatina, a plazos y es correcto que avance con estas características, bajo la lupa minuciosa e inteligente y el filtro crítico y suspicaz de los alumnos, para seleccionar aquellos aportes que en realidad le sean útiles y confiables.

Aunque en ocasiones a ustedes les cuesta un enorme esfuerzo hacer penetrar estos avances en sus cerebros y transformar los hábitos de estudio que los han acompañado celosamente durante mucho tiempo, por creerse poseedores de la verdad absoluta y estar convencidos de que deben mantener el método antiguo por los siglos de los siglos.

Aun así, si aceptan estos mínimos aportes, por insignificantes que parezcan, constituye un paso hacia la razón, un avance positivo dirigido por un pensamiento científico, más precisamente por la neurociencia y puestos en práctica por alumnos inteligentes.

Tu meta diaria es perfeccionar tu método de estudio. Nunca te sientas conforme, pero cada aporte tiene que tener un fundamento científico basado en como tu cerebro aprende.

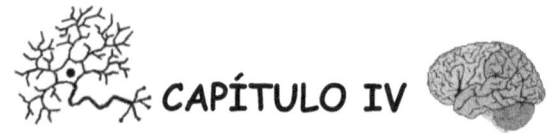 CAPÍTULO IV

FACTORES QUE INTERVIEN EN EL PROCESO DE TRANSMISIÓN Y ADQUISICIÓN DE CONOCIMIENTOS ENTRE EL MAESTRO Y EL ALUMNO.

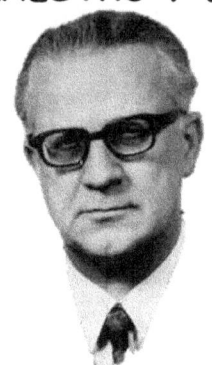

"Una de las condiciones básicas del razonamiento científico es que las teorías deben estar apoyadas por los hechos"
Imre Lakatos (1922-1974)
Matemático y filósofo húngaro de origen judío.

Es necesario que exista algún funcionario encargado de supervisar los procedimientos empleados por ustedes, para alcanzar un método de aprendizaje óptimo.

No sé si alguien ligeramente versado en la ciencia cognoscitiva sea capaz de negar la importancia que constituiría para los alumnos, el diseñarales una conducta metodológica a seguir para el procesamiento y estudio de la materia enseñada por el maestro u obtenida de los libros de texto o notas de clase para su aprendizaje y memorización y periódicamente se les supervisara la ejecución y repercusión que ha tenido en los resultados de las calificaciones obtenidas en las distintas asignaturas que cursan.

Antes de estudiar en tu casa necesitas atravesar dos etapas importantes para que puedas llevar a cabo esa importante actividad con la habilidad requerida:

1.Acudir a clase para escuchar las explicaciones del maestro sobre el tema que necesitas aprender.

2. Tomar notas de sus intervenciones docentes.

En esos dos pasos existen factores importantes de interrelación con el maestro que debes conocerlos para que puedas transitarlos de la manera más eficaz posible.

1. Motivación por graduarse

2. Interés en aprender

3. Respeto por el maestro

4. Provecho personal por el tema que se explica.

5. Mantener una actitud positiva durante tu estancia en clase.

6. Mostrarle al maestro agradecimiento por las enseñanzas.

7. Comportamiento apropiado en el aula.

8. Conocimientos anteriores sobre la materia

9. Atención a las explicaciones

10. Capacidad intelectual para aprender.

11. Solicitar ayuda del maestro cuando no entiendes alguna parte del tema. Preguntar.

No todos los estudiantes tienen conciencia del proceso de aprendizaje del cerebro y durante su estancia en clase como entes pasivos, ponen a disposición del maestro en forma indiferente sus órganos de los sentidos y cerebros sin percatarse del pecado por omisión que están cometiendo, inconscientemente.

Esta actitud no es correcta, ustedes tienen que ser personas activas, con iniciativas, reflexionar y razonar los temas que se les expliquen, conscientes de la importancia de su participación diligente en el proceso de aprendizaje cerebral.

Debes conocer hasta la saciedad que aprendes a través de la interrelación entre tus órganos de los sentidos y el cerebro, con los de tu maestro y en la misma medida en que las amígdalas te envíen una orden de alerta y participes emocionado, tu interés se despertará, tu atención se incrementará y la concentraras y mantendrás a plenitud exclusiva, como un mira telescópica intelectual, hacia las detalladas, esclarecedoras y atractivas explicaciones del maestro, poniendo en condiciones de alarma máxima tus mecanismos neuronales y las dendritas de tus neuronas se transformaran en prolongaciones sedientas y ansiosas de información, con condiciones capaces para recibirlas, entenderlas y trasladarlas hasta el hipocampo, el lóbulo temporal izquierdo y la corteza pre frontal, importantes áreas de procesamiento de los conocimientos. En el hipocampo se almacena transitoriamente, para más tarde, durante el estudio, y el estado del sueño conducirlas hasta tu memoria de larga duración en la corteza cerebral correspondiente. Por supuesto que esta información, si no la estudias, la pierdes.

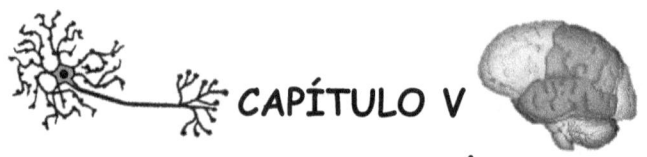# CAPÍTULO V
IMPORTANCIA DE TUS ÓRGANOS DE LOS SENTIDOS PARA QUE ADQUIRAS CONOCIMIENTOS.

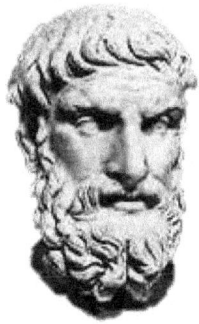

"Si los sentidos no son veraces, toda nuestra razón es falsa."
Tito Lucrecio Caro, (99 a. C.-55 a. C.),
Poeta y filósofo romano.

No estoy seguro, que todos los alumnos hayan reflexionado en algun momento de su vida o para ser mas exigente, cada vez que se dispongan a tener una actividad docente, en el aula o en la casa estudiando, sobre las caracteristicas, influencia e importancia que tiene sus órganos de los sentidos en el resultado de sus esfuerzos para adquirir los conocimientos con el máximo de eficacia.

¿Serias capaz de imaginarte el concepto que tienen los alumnos sobre el valor y participacion de sus órganos de los sentidos en la adquisición de informacion por parte del maestro o de los libros de texto que estudian?

Exacto, **ninguno**, arriban al aula portando elementos tan valiosos que desconocen de manera absoluta y los utilizan de manera empirica, incosciente o automática. Entonces, la falta existe, pero de quien es la culpa? Porque lo mas probable es que ambos, maestro y alumnos hayan estudiado los órganos de los sentidos, en biología o psicología, pero nunca aplicados a la docencia, nunca nadie los alerto diciendoles que son las puertas maravillosas por donde les penetra toda informacion proveniente del mundo exterior e interactuar con el.

El Umbral absoluto de excitación.

Los estímulos informativos del maestro o los que generas durante el estudio, necesitan un minimo de intensidad para poder ser captados por tus receptores, esta intensidad mínima se denomina "**umbral absoluto de excitación**". Durante el estudio debes tener una procupacion permanente por mantener un nivel adecuado de estimulos a los órganos de los sentidos que estes utilizando.

La Teoría de Detección de Señales.

Tambien es importante que conozcas la "Teoría de Detección de Señales" que sustenta que la localización de un estímulo depende de la intensidad del exitación, pero tambien **del estado físico y psicológico del alumno.**

Es decir, la capacidad o probabilidad de detectar un estímulo se ve afectada no solo por la intensidad del estímulo, por ejemplo, visual: la intensidad de luz y claridad de una presentacion en Power Point o de una retotransparencia; auditivo: la energía de la voz empleada por el maestro en clase o por ti durante el estudio, sino tambien por tu estado fisico y psicologico durante la clase o el estudio, ejemplo, fisico: si tienes sueño, deseos de aprender y psicologico: si estas preocupado por algún motivo, deprimido o no tienes confianza en tu capacidad intelectual.

La Adaptación Sensorial.

Es la que el alumno establece cuando su capacidad sensorial se enfrenta a una exposicion prolongada de estímulos: explicaciones muy largas del maestro o estudios del libro durante mucho tiempo. El alumno se acostumbra al estímulo y cambia su punto de interés, dejando de prestarle atención,

La Atención Selectiva.

Cuando estas estudiando o en el aula, tus órganos de los sentidos están constantemente invadidos de cientos de estímulos de diferentes características y tu organismo es incapaz de atenderlos a todos al mismo tiempo por este motivo tienes que seleccionar cual consideras más relevante, útil e importante (atención selectiva) y atenderlo con esmero.

En resumen, tú aprendes, porque tus órganos de los sentidos le llevan la información al cerebro para que la procese. Cuando comiences a estudiar en la casa o entres en el aula, debes pronunciar con voz silenciosa ¡Pon tus sentidos en estado de alerta!

Pasemos a analizar dos de los órganos de los sentidos más utilizados por ti, el oído y la vista que son los principales que empleas para captar informacion del maestro o del libro de texto.

Sentido de la audición.

Escuchar es identificar el significado de los sonidos pronunciados por el maestro o los de tu lectura del libro si es en alta voz y es una actividad involuntaria del los órganos de los sentidos y del cerebro.

Consejos para escuchar mejor.

1. Encuentrale interes a las explicaciones del maestro o a la lectura del libro y te motivara a escuchar.

2. Colabora a mantener el silencio en el aula.

3. Mantente al tanto de su exposición.

4. Muestrale al maestro interés en sus explicaciones. Esta actitud contribuira a que ponga más enfasis y disposición en que lo escuches y aprendas.

5. Si no atiendes, oyes pero no escuchas.

6. Si no entiendes, escuchas palabras y frases sin sentido.

7. Hay que saber escuchar, creemos que sabemos, pero en la práctica no es así, para escuchar hay que tener conciencia de que necesitamos saber escuchar.

8. Si lees el tema el día antes, por el libro o las notas de clase, estarás más familiarizado con el vocabulario y los conceptos que exponga el maestro y te facilitrara escucharlo.

9. Concentrate en las explicaciones del maestro.

10. El maestro promedio habla unas 100 palabras por minuto y tu tienes una capacidad mental para procesar unas 300 palabras por minuto. Tienes tiempo para razonar y escribir.

11. Recuerda que solo conservas el 25% de lo que escuchas. Toma notas.

12. El estudiante promedio del nivel de enseñanza media puede escribir de 30 a 40 palabras por minuto.

Sentido de la vista.

Es el que más trabaja en tus actividades estudiantiles, practicamente el 80% de los conocimientos que te peneran en el cerebro escojen tus ojos para hacerlo. Sus funciones son percibir sensaciones luminosas y captar el tamaño, posición, movimientos, la forma y el color de los objetos, así como la distancia a la que se encuentran.

Tus ojos tienen la facultad de acomodarse a:

a. La intensidad de la luz que utilices para estudiar, por medio de una estructura llamada "el iris" controlado por sus músculos, que deja formarse en su centro una abertura: "la pupila". Cuando los rayos lumínicos son muy intensos la pupila se achica (miosis) y cuando la intensidad es menor, se agranda (midriasis).

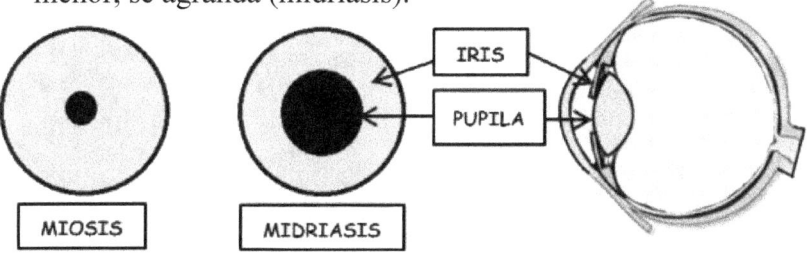

b. La distancia a que coloques tus ojos para leer el libro de texto. Esta acción es efectuada por el" cristalino" que es un lente bicóncavo que tiene la propiedad de poder cambiar su forma para poder enfocar las letras aumentando la curvatura de su cara anterior, para la visión cercana y aplanándola para la visión lejana.

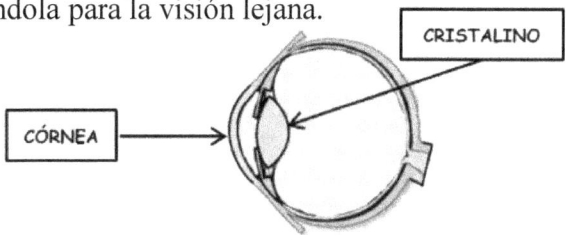

Consejos para observar mejor.

1. Lee con una luz de energía adecuada. Evita la luz intensa o tenue.
2. Es preferible que los rayos de luz provengan de arriba o detrás.
3. Mantén tus ojos a una distancia prudencial del libro. Ni muy lejos ni muy cerca.
4. Se cauteloso con el tiempo que permaneces frente al libro estudiando.
5. Cuando estés fijando la vista durante mucho tiempo en el libro, tienes que estar atento a la humedad de tus ojos. Existe una secreción constante muy pequeña, de lágrimas por tus conductos lagrimales, cuya función es humedecer, limpiar, proteger, nutrir y mantener la integridad de la córnea o capa anterior externa del ojo.

   Si notas que están secos, ciérralos y descánsalos unos 5 minutos, para recuperar la producción de lágrimas y después continúas estudiando.
6. Evita fijar la vista en algún equipo de juego con pantalla lumínica durante un tiempo prolongado.
7. Toma precaución con el tiempo que permaneces frente a la pantalla de la computadora y la distancia que colocas tu cabeza.

8. Si lo consideras prudente puedes disminuir la brillantez de la pantalla o cubrirla con un bloqueador.

9. Se cuidadoso con el tiempo que permaneces frente a la pantalla de televisión.

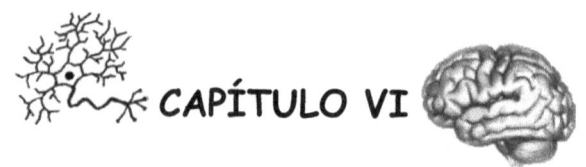 CAPÍTULO VI

CAMINO POR EL QUE TRANSITAN LAS PALABRAS DE TU MAESTRO, HASTA QUE LAS IDENTIFICAS EN EL CEREBRO.
ESQUEMA SIMPLIFICADO.
(COMO OYES)

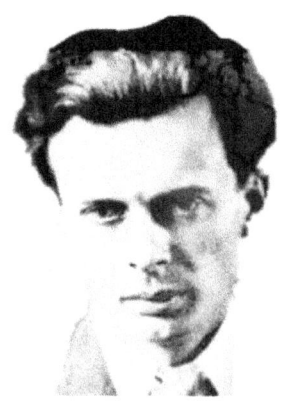

"Las palabras están ahí para explicar
el significado de las cosas;
de manera que el que las escucha
entienda dicho significado"
**Aldous Leonard Huxley (1894-1963)
Escritor británico que emigró a los Estados
Unidos.**

La voz del maestro está formada por ondas sonoras que al ser expulsadas por la boca producen vibraciones en la presión del aire del aula.

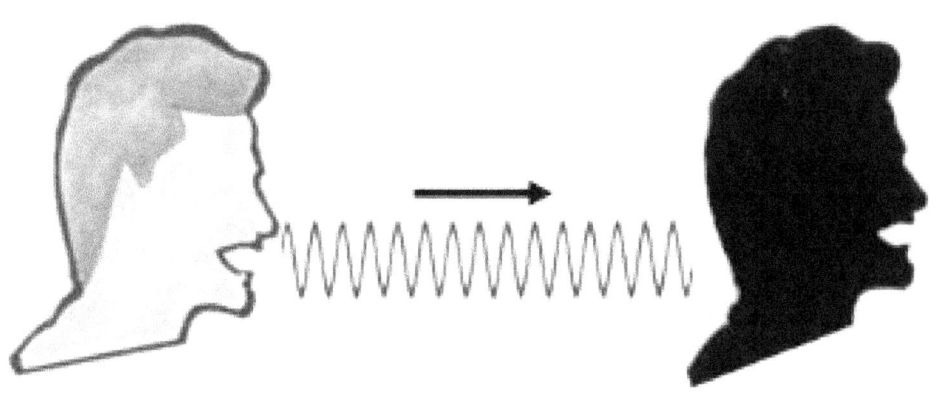

Las ondas viajan por el aire y son captadas por tu pabellón
de la oreja

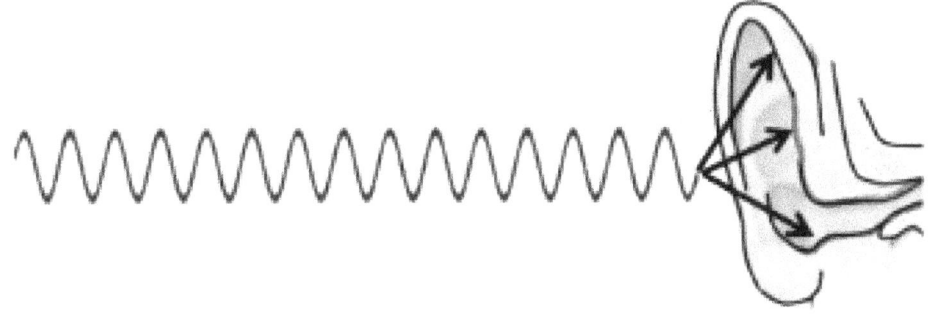

Y conducidas al Conducto Auditivo Externo

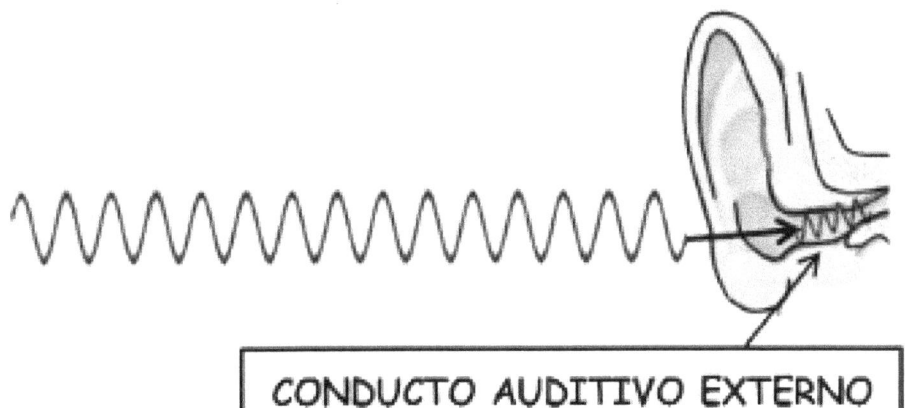

CONDUCTO AUDITIVO EXTERNO

Hacen vibrar la Membrana del Tímpano:

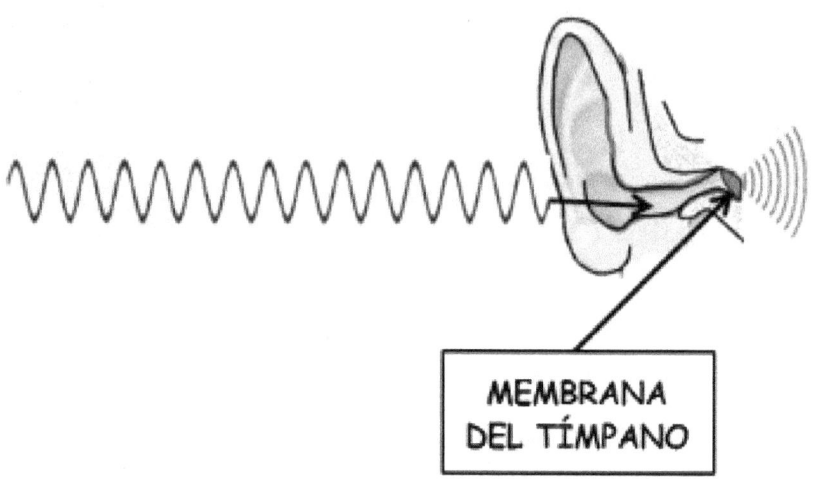

Las vibraciones de la Membrana del Tímpano se transmiten a la cadena de huesecillos: Martillo, Yunque y Estribo.

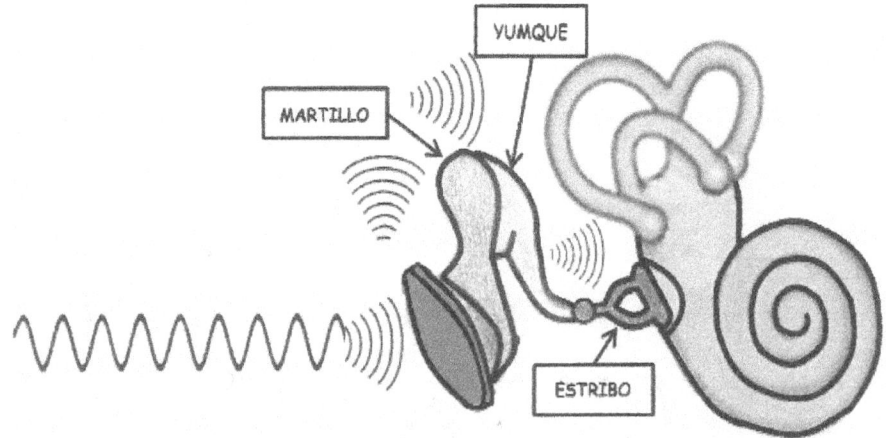

El Estribo pasa las vibraciones a la membrana de la Ventana Oval de la Cóclea (que tiene forma un caracol):

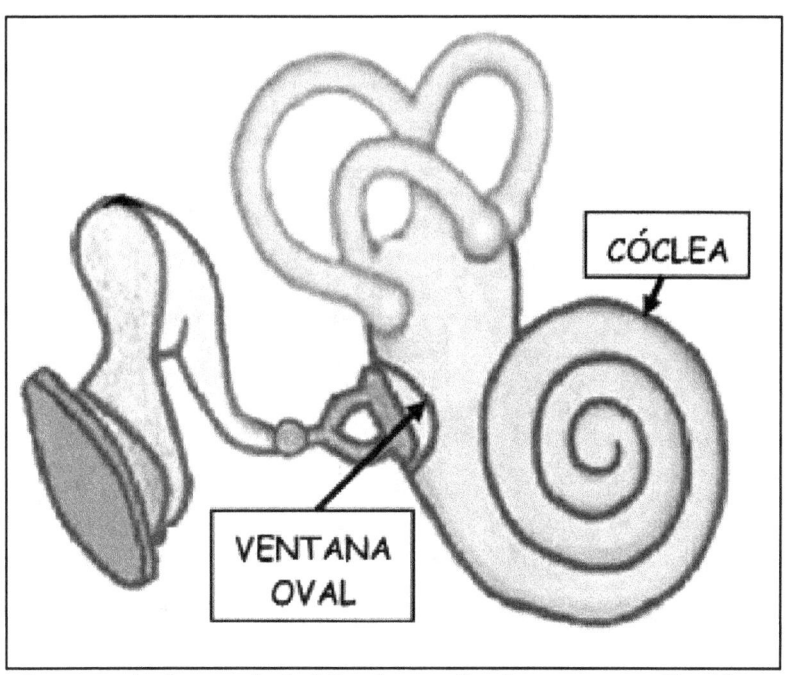

Los movimientos de la Membrana Oval mueven un líquido que contiene la Cóclea llamada Endolinfa.

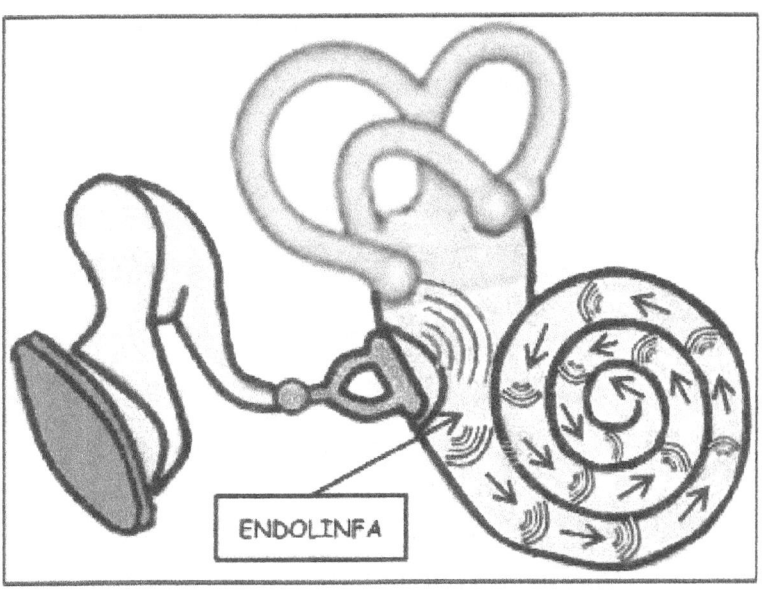

La Endolinfa estremece los cilios de las Células Ciliares del órgano de Corti, que tienen forma de pelos.

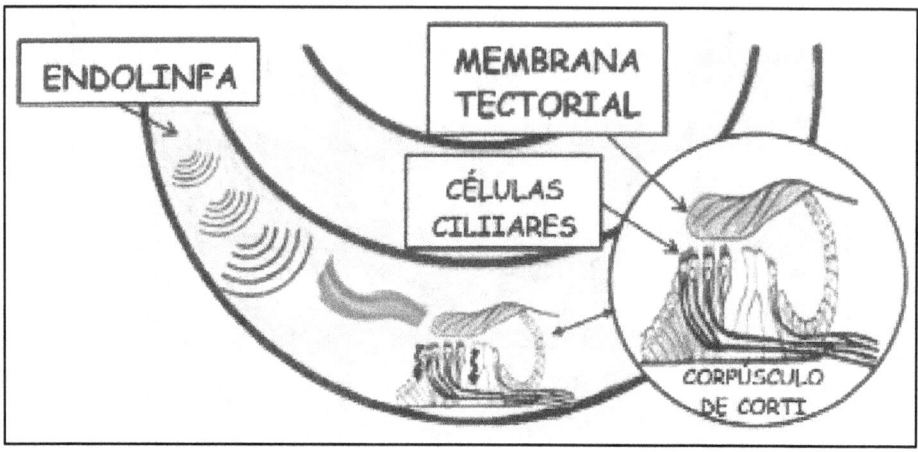

Y también mueve la Membrana Tectorial y esta a su vez lanza la Endolinfa contra los cilios moviéndolos aún más, estimulándolos, dando origen a un impulso eléctrico con la información escuchada.

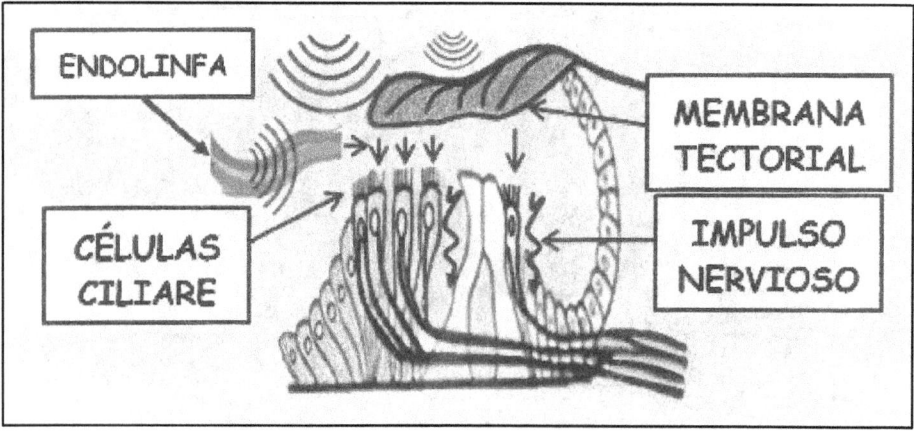

El impulso eléctrico con la información es recogido por las ramas nerviosas que inervan las células ciliares y se lo transmiten al nervio auditivo.

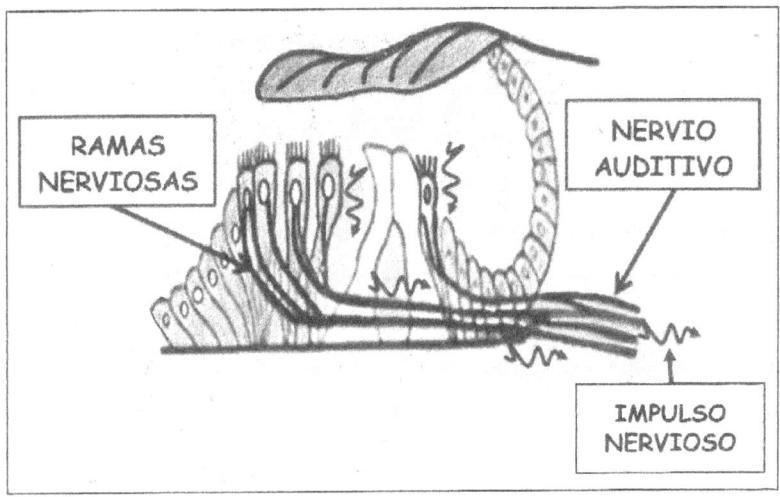

El nervio auditivo la traslada al área acústica situada en el lóbulo temporal izquierdo del cerebro.

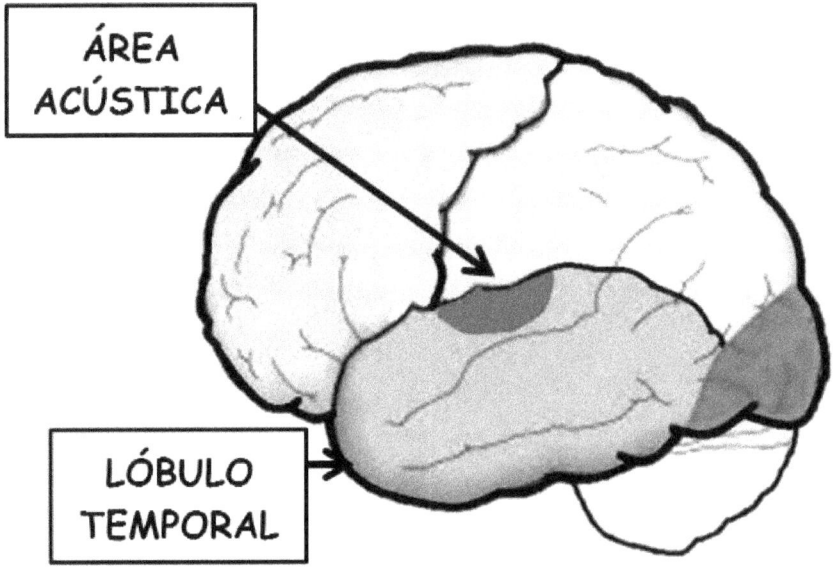

Aquí se procesa la información y se les da un significado a las ondas sonoras escuchadas.

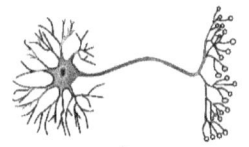 # CAPÍTULO VII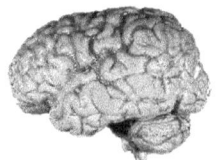

¿CÓMO SE FORMAN LAS PALABRAS DEL MAESTRO Y A TRAVÉS DE QUE ESTRUCTURA VIAJAN PARA LLEGAR AL CEREBRO DE SUS ESTUDIANTES?

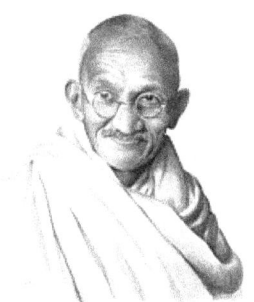

Cuida tus pensamientos, porque se convertirán en tus palabras. Cuida tus palabras, porque se convertirán en tus actos. Cuida tus actos, porque convertirán en tus hábitos. Cuida tus hábitos, porque se convertirán en tu destino."
Mahatma Gandhi (1869-1948). Abogado, pensador y político indio.

El maestro habla y envía ondas sonoras (palabras) formadas por el aire expulsado de sus pulmones dotado con energía en forma de ondas vibratorias provocadas por sus cuerdas vocales y moduladas por las estructuras bucales y nasales en forma de ondas longitudinales sonoras, que chocan con el existente en el exterior y que es una mezcla de elementos gaseosos que en su conjunto constituyen la atmosfera que rodea al maestro y el alumno gracias a la fuerza de gravedad. El aire puede estar en forma de átomos individuales como el hidrógeno y el oxígeno, o agrupados en forma de moléculas como el anhídrido carbónico o el vapor de agua, que se mueven libremente porque también están dotados de dinamismo, pero apenas interactúan unos con otros. Su composición consta como elementos fundamentales de nitrógeno (78%), oxigeno (21%) y el uno por ciento restante de varios otros elementos como el hidrogeno, carbón, argón, Kriptón y moléculas de vapor de agua y dióxido de carbono.

Estas ondas vibratorias son percibidas por el oído como sonidos, penetran por el oído externo, medio e interno y estimulan al nervio acústico. Este nervio traslada la información transmitida por el maestro, hasta el área correspondiente de la corteza cerebral del lóbulo temporal donde es procesada. Veamos esta secuencia de eventos etapa por etapa:

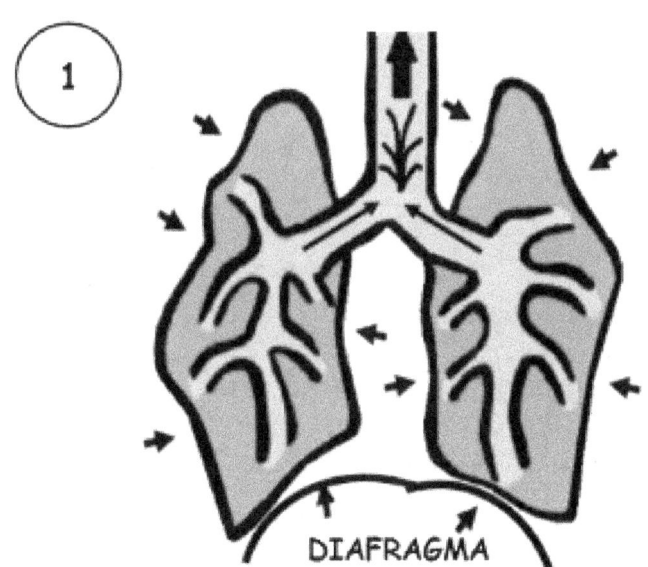

DIAFRAGMA

EL AIRE ES EXPULSADO DE LOS PULMONES HACIA LA TRÁQUEA POR CONTRACCIÓN DEL DIAFRAGMA Y LOS MÚSCULOS INTERCOSTALES

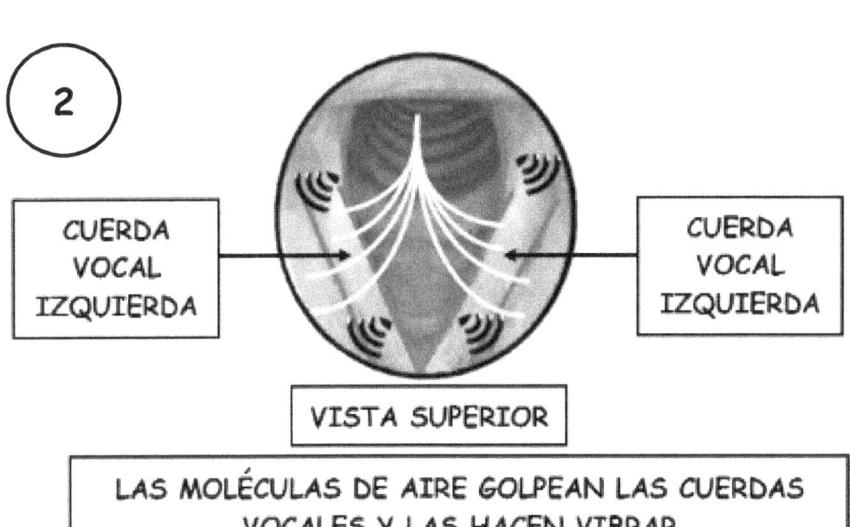

CUERDA VOCAL IZQUIERDA

CUERDA VOCAL IZQUIERDA

VISTA SUPERIOR

LAS MOLÉCULAS DE AIRE GOLPEAN LAS CUERDAS VOCALES Y LAS HACEN VIBRAR

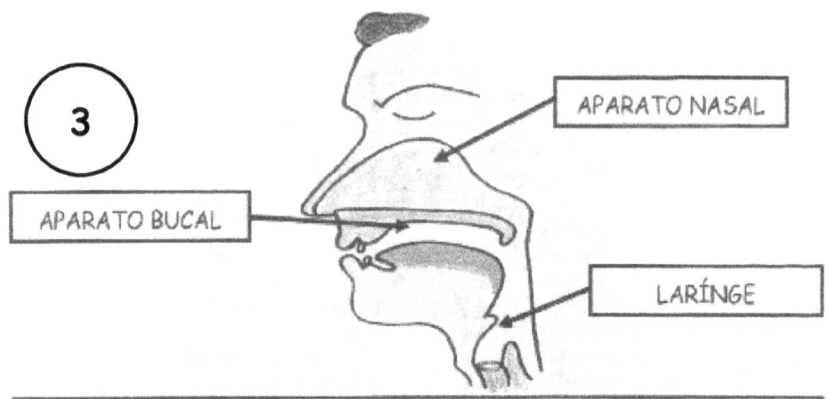

3

APARATO NASAL

APARATO BUCAL

LARÍNGE

EL AIRE VIBRANDO ES MODULADO EN PALABRAS POR LA LARINGE, EL APARATO BUCAL Y NASAL.

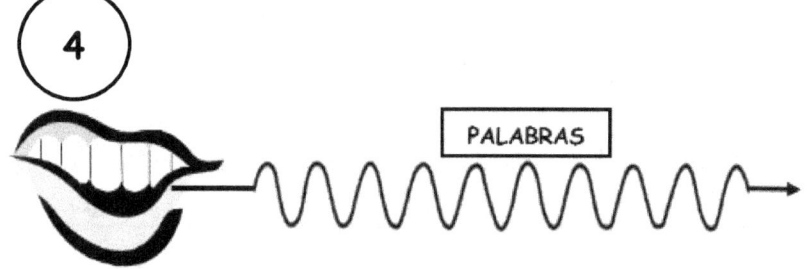

4

PALABRAS

ES EXPULSADO POR LA BOCA MODULADO EN PALABRAS, EN FORMA DE ONDAS LONGITUDINALES SONORAS. (PALABRAS)

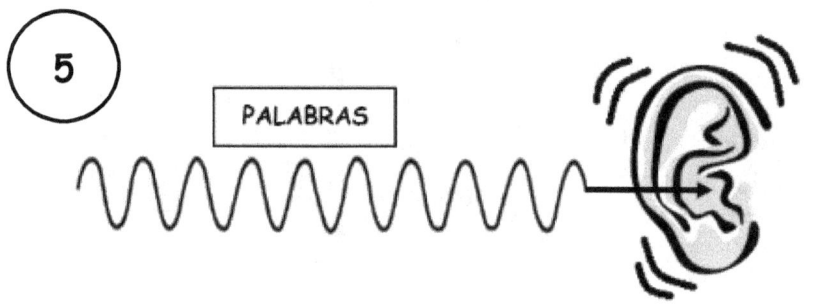

5

PALABRAS

LAS ONDAS LONGITUDINALES SONORAS (PALABRAS) SON CAPTADAS POR LOS PABELLONES DE LAS OREJAS

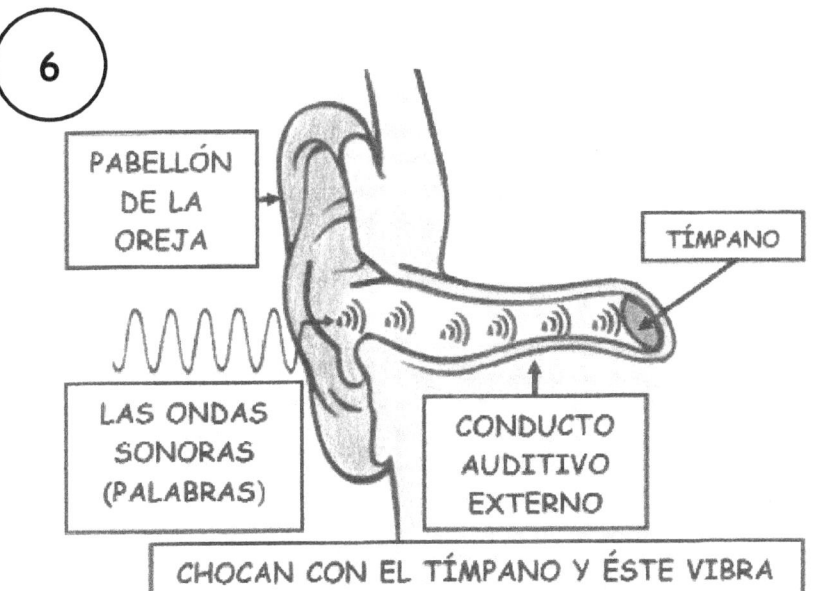

6

PABELLÓN DE LA OREJA

TÍMPANO

LAS ONDAS SONORAS (PALABRAS)

CONDUCTO AUDITIVO EXTERNO

CHOCAN CON EL TÍMPANO Y ÉSTE VIBRA PARA AMPLIFICARLAS, Y TRASLADARLAS A TRES HUESECILLOS COLOCADOS EN EL OÍDO INTERNO.

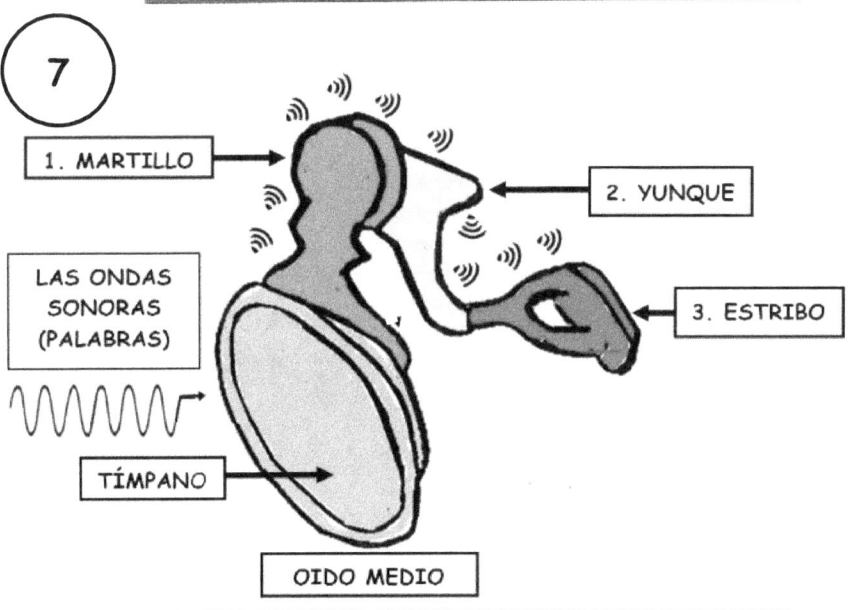

7

1. MARTILLO

2. YUNQUE

LAS ONDAS SONORAS (PALABRAS)

3. ESTRIBO

TÍMPANO

OIDO MEDIO

LAS ONDAS SONORAS SON TRASLADADAS EN EL OÍDO MEDIO POR TRES HUECESILLOS, QUE TAMBIÉN LAS AMPLIFICAN, HASTA EL OÍDO INTERNO.

VENTANA

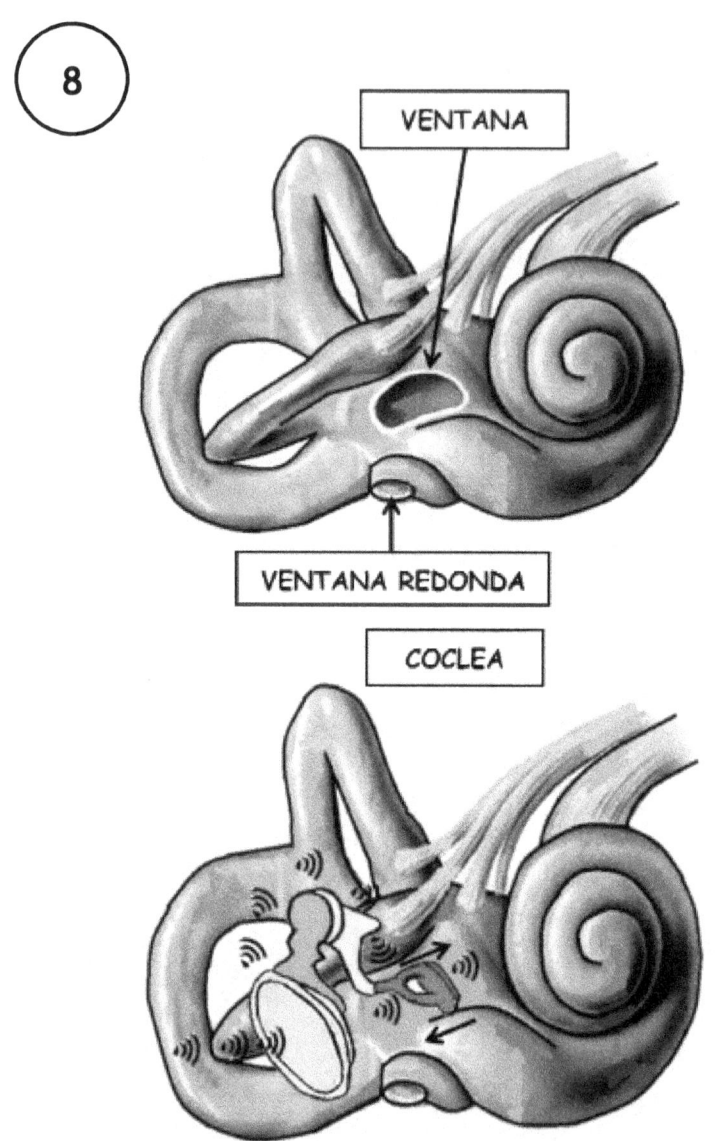

VENTANA REDONDA

COCLEA

EN EL OIDO INTERNO, LOS MOVIMIENTOS DE PISTON
(ADELANTE Y ATRÁS) EN LA VENTANA OVAL, LE TRANSMITEN
LAS VIBRACIONES AL LÍQUIDO PERILINFA CONTENIDO EN LA
CÁMARA VESTIBULAR DE LA CÓCLEA.

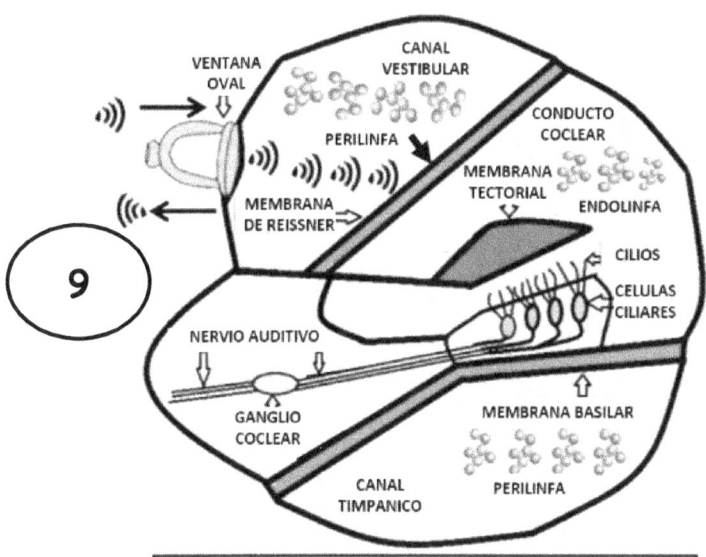

LABERINTO, CORTE TRANSVERSAL

LA PERILINFA MUEVE
LA MEMBRANA DE REISSNER

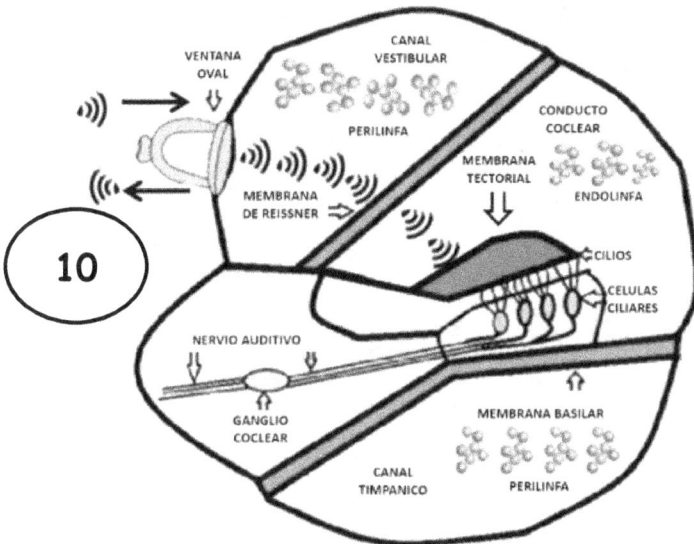

LA MEMBRANA DE REISSNER MUEVE LA ENDOLINFA DEL
CONDUCTO COCLEAR. LA ENDOLINFA MUEVE LA MEMBRANA
TECTORIAL, HACIENDOLA ROZAR CON LOS CILIOS DE LAS
CELULAS CILIALES.

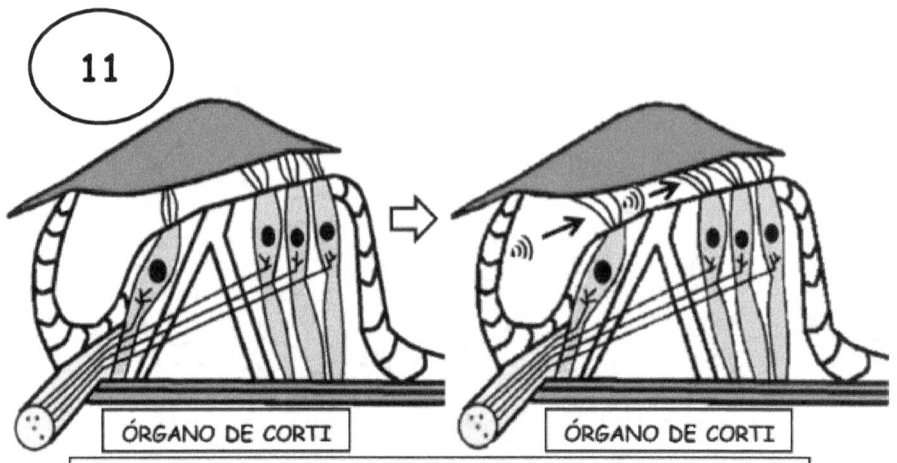

11

ÓRGANO DE CORTI

ÓRGANO DE CORTI

EL ROCE CON LA MEMBRANA TECTORIAL Y EL MOVIMIENTO DE LA ENDOLINFA, DOBLAN LOS CILIOS DE LASS CÉLULAS CILIALES.

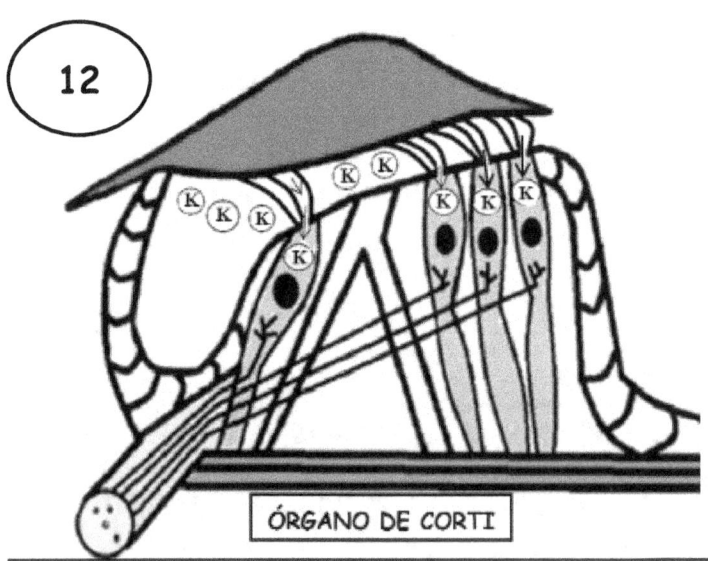

12

ÓRGANO DE CORTI

AL DOBLARSE LOS CILIOS, SE ABREN EN LAS CÉLULAS CILIARES UNOS CANALES ÍONICOS, PERMITIENDO LA ENTRADA DE IONES CON CARGAS POSITIVAS DE POTASIO.

13

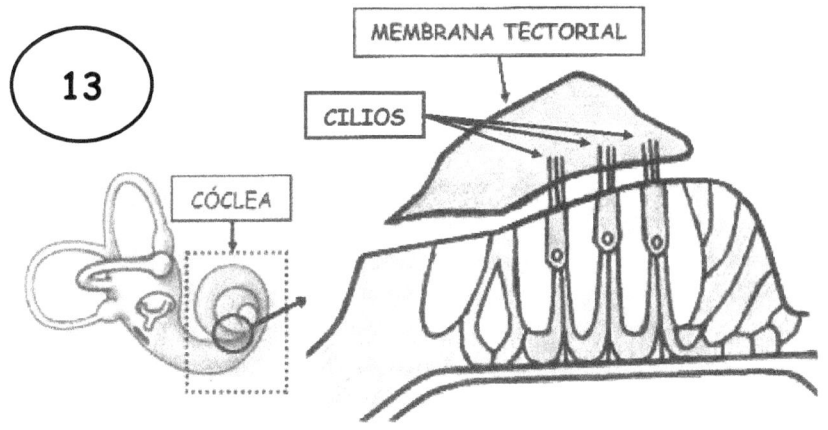

MEMBRANA TECTORIAL

CILIOS

CÓCLEA

LAS ONDAS SONORAS PASAN A LA CÓCLEA EN EL OÍDO INTERNO, EN LA CUAL LAS VIBRACIONES SONORAS, ESTIMULAN A LOS CILIOS DE LAS CÉLULAS CILIADAS QUE CONVIERTEN LAS VIBRACIONES EN IMPULSOS ELÉCTRICOS.

14

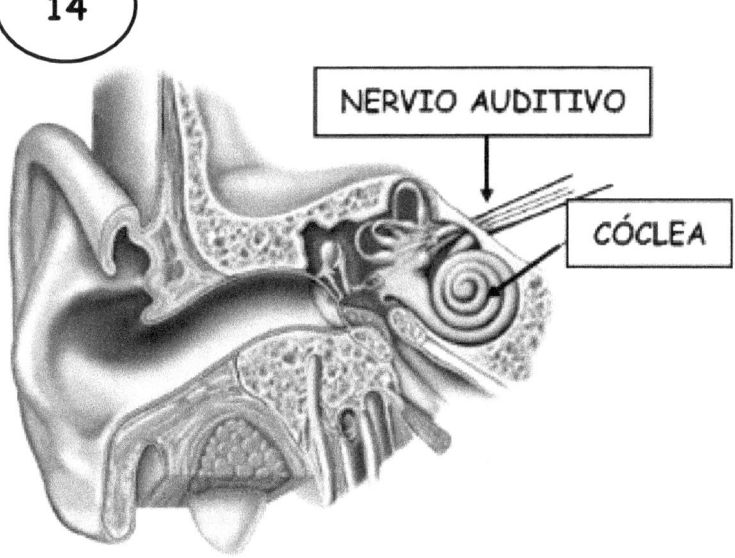

NERVIO AUDITIVO

CÓCLEA

LAS SEÑALES ELÉCTRICAS SON LLEVADAS HASTA EL NERVIO AUDITIVO.

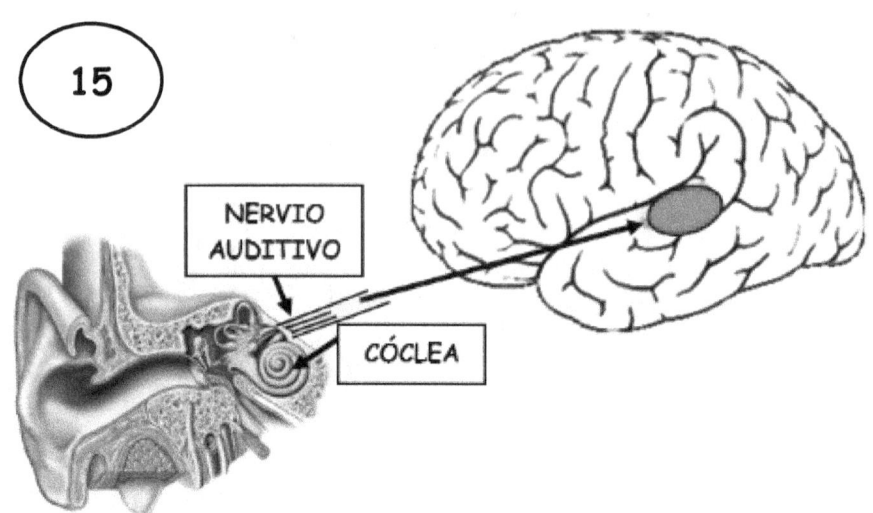

15

NERVIO
AUDITIVO

CÓCLEA

LAS SEÑALES ELÉCTRICAS SON LLEVADAS POR EL NERVIO
AUDITIVO HASTA LA CORTEZA CEREBRAL AUDITIVA PRIMARIA,
LOCALIZADA EN EL LÓBULO TEMPORAL, ENCARGADA DE
PROCESAR E IDENTIFICAR LA INFORMACION SONORA

EN RESUMEN

1. El aire expulsado de los pulmones del maestro, asciende por la tráquea.

2. En la laringe choca con las cuerdas vocales y la energía de sus átomos vibran en forma de ondas sonoras.

3. Estas ondas sonoras vibratorias son moduladas por los aparato de fonación bucal y nasal.

4. Las ondas vibratorias se expulsan por la boca en forma de palabras.

5. Son recogidas por los pabellones de las orejas de sus alumnos.

6. Y conducidas por el canal auditivo externo hasta el tímpano.

7. Chocan con el tímpano, éste vibra y se amplifican.

8. Atraviesan a través de tres huesecillos en el oído interno que las conducen hasta la cóclea.

9. Dentro de la cóclea, el órgano de Corti o pelos ciliados transforman estas vibraciones en impulsos eléctricos.

10. Los impulsos eléctricos con la información sonora son transmitidos por el nervio auditivo al cerebro.

11. En el cerebro, en el lóbulo temporal izquierdo o corteza cerebral auditiva primaria son recibidos, decodificados o interpretados y procesados.

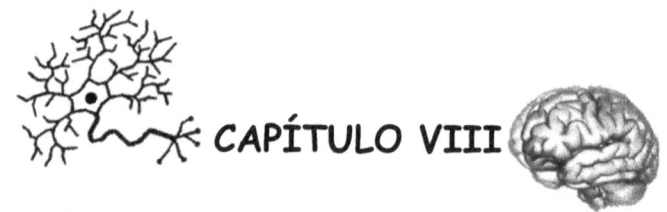 CAPÍTULO VIII

TÉCNICAS PEDAGÓGICAS BÁSICAS UTILIZADAS POR EL MAESTRO PARA ENSEÑARTE TENIENDO EN CUENTA CÓMO APRENDE TU CEREBRO.
(CON LAS CUALES DEBES COOPERAR PARA OBTENER EL MÁXIMO DE INFORMACIÓN FUNDAMENTADO EN COMO TU CEREBRO LAS PROCESA)

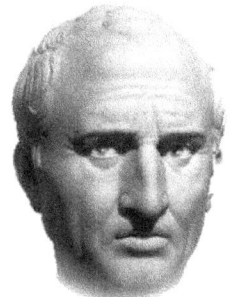

"Un campo, aunque sea fértil, no puede dar frutos si no se siembra y se cultiva, así le sucede a nuestro cerebro sin el estudio.
Marco Tulio Cicerón,
(106 a. C.-43 a. C.)
Jurista, político, filósofo, escritor y orador romano.

Las técnicas que el maestro emplea en su actividad docente en el aula para transmitirte conocimientos se basan en los resultados que los neurocientíficos han obtenido sobre el mecanismo mediante el cual tu cerebro funciona cuando tus órganos de los sentidos son incitados por sus estímulos físicos informativos y, por consiguiente, este hecho debe ser conocido por ti y debes colaborar con ellas para tu propio provecho ya que él las emplea para beneficiarte. Pasemos a analizar las distintas técnicas y el papel que tú debes desempeñar en ellas.

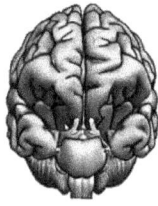 ## Técnica #1. El maestro necesita emocionar a sus alumnos.

¿Con que objetivo quiere el maestro emocionarte? Porque el maestro conoce que tu estado emocional es importante para que tus órganos de los sentidos reciban las informaciones que te está transmitiendo de forma óptima y tu cerebro las procesen de manera adecuada.

Si él logra provocarte alegría, curiosidad, quiere esto decir que a través de tus órganos de los sentidos consiguió estimularte la amígdala cerebral que es quien procesa, almacena y controla tus reacciones emocionales.

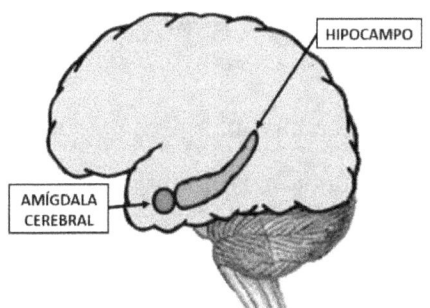

Si la emoción es positiva, inclinada a instruirte, va a traer como resultado un estado mental que te va a llevar a dirigir tu atención a su actividad docente y sostenerla mientras ella perdure para después continuar estudiando esta información en la casa hasta lograr almacenarla en la memoria de larga duración, es decir, aprendértela.

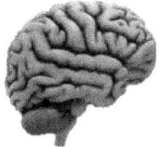

Técnica #2. Promover la Motivación.

El maestro quiere animarte para que te intereses en sus explicaciones.

Inicialmente él quiere acondicionar tu mente para que con su actividad docente inicial se desarrolle y crezca en tu persona la atracción, la diligencia y el estímulo.

Es decir, él quiere, con sus palabras iniciales o introducción, después de emocionarte, animarte a querer aprender el tema. Pero recuerda que por mucho que él quiera motivarte, depende de ti investigar que aspecto del mismo te incita a aprendértelo, sobre todo trata por todos los medios de encontrarle algún significado en tu vida.

Técnica #3. Atraer la Atención.

Las dos técnicas anteriores que despliega el maestro en clase: emocionar y motivar al alumno, tienen la

Intensión de captar tu atención.

¿Por qué quiere atraer tu atención?

Para que concentres tus órganos de los sentidos y el cerebro en sus explicaciones. Tienes que tener bien claro que, si no atiendes a las enseñanzas, jamás vas a poder sacarle provecho a las mismas.

¿Y de quien depende de que tú atiendas?

No te asustes que no voy a culparte sólo a ti, esta es una labor de dos personas:

Del maestro que debe utilizar una técnica docente que no te aburra, al contrario, con las características necesarias para despertar y encantar tu atención.

Del alumno, de su conciencia y voluntad para que de forma espontánea la dirija hacia los conocimientos que el maestro le está transmitiendo. Esta disposición mental es voluntaria, nadie lo puede obligar, si él no quiere hacerlo es imposible forzarlo. Si el no atiende al maestro, sus órganos de los sentidos distorsionan los estímulos informativos que reciben y sus procesos cerebrales con una información deformada se malogran al no poder procesarla con calidad.

Durante esta etapa de atención tienes que ser dueño absoluto del control de tu cuerpo: que estás haciendo y del comportamiento de tu mente: en que estás pensando.

Si no tienes dominio de tu conducta y de tu mente, si no te percatas de los errores que estas cometiendo, no vas a poder aprovechar las enseñanzas de tu maestro ni del estudio.

Sobre la atención debes saber que, durante su primera fase, cuando el maestro comienza a explicar o tú a estudiar, ella es espontanea, no te cuesta ningún trabajo atender, pero después que transcurren unos 5 o 10 minutos, para fijarla y mantenerla necesitas llevarlo a cabo mediante un esfuerzo consciente, se requiere de tu interés, empeño y voluntad.

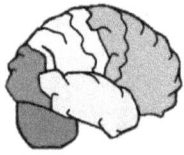 ## Técnica #4. Mantener un Medio Ambiente Docente Adecuado.

Con la finalidad de lograr sus objetivos docentes, el maestro tiene que garantizarle al alumno un medio ambiente en el aula que propicie el libre tránsito de sus enseñanzas por las estructuras anatómicas que el educando utiliza para hacerlas penetrar y transformarlas en conocimientos con el máximo de eficacia.

Dentro de los numerosos elementos que bloquean la entrada por causar una alteración del orden están: mensajes de texto, llamadas telefónicas, juegos en el teléfono, conversaciones, lanzarse bolas de papel, etc., las que más perjudica al ambiente son las tertulias en alta voz de grupos de estudiantes rebeldes que no acatan las ordenes de los maestros requiriéndolos y exigiéndoles silencio.

No es menos cierto que en las indisciplinas de los alumnos puede influir el carácter y la personalidad del maestro, pero nadie ignora que, si los alumnos colaboraran a combatirlas, el ambiente en el aula sería muy diferente.

Ten presente que el control, disolución o prevención de los elementos disociadores de la atención de los alumnos que se presentan en el aula no es solo tarea del maestro, sino también tuya.

Si alguien quiere perjudicarte evitando que aprendas, toma conciencia del daño que te ocasiona y ayuda a evitarlo. El tiempo docente perdido en el aula no se recupera jamás.

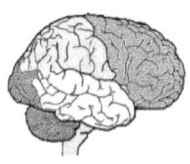 ## Técnica #5. Despertar el Interés Personal.

El maestro tiene en el aula como promedio unos 25 alumnos a los cuales les tiene que explicar un tema, pero es difícil que el conozca si va a poderlos motivar a todos, o atraerle la atención, su objetivo es presentárselo de la manera más atractiva posible para que intenten reconocer si tiene alguna importancia o relación con su vida presente o futura.

Si por las características del tema esto no es posible, siempre va a existir un interés en aprendérselo, de encontrarle una utilidad o valor y este va a ser, en último caso, la necesidad que tiene de estudiarlo teniendo en cuenta la posibilidad de que aparezca en alguna pregunta de sus pruebas o exámenes periódicos o en última instancia como elemento formativo de su cultura general.

Con sus explicaciones va a tratar de estimular tu talento, animarte a su estudio, pero por mucho esfuerzo que lleve a cabo, depende de tu conciencia el darte cuenta del provecho, utilidad y el valor que las mismas tienen. Tu colaboración mental es un elemento fundamental para el proceso de aprendizaje de tu cerebro. Cuando muestras interés en la lección, tu entusiasmo se aviva, se incrementan tus deseos de atender, tu capacidad de razonar y de asimilarlo. Tus receptores de los sentidos funcionan mejor y tu cerebro procesa la información de manera más organizada.

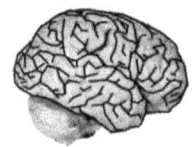

Técnica #6. Suministrar, el Día Antes, un Avance del Próximo Tema.

El maestro lleva a cabo este proceder con el fin de motivarte a revisar el tema con anticipación y de esta manera estas preparando tus estructuras anatómicas: órganos de los sentidos y cerebro para recibir la actividad al día siguiente con más fluidez

Para obtener el máximo de provecho cumplimenta las siguientes orientaciones:

6.1. Dale una lectura general al capítulo del libro.

6.2. Léete algún otro material relacionado con el mismo.

6.3. Revisa mentalmente tu memoria de larga duración en tu corteza cerebral para ver si encuentras algún conocimiento relacionado con el que van a explicar.

6.4. Anota cualquier pregunta o duda que consideres necesario aclarar.

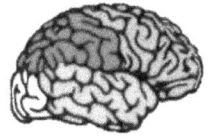 ## Técnica #7. Expresar con Claridad la Información.

El profesor sabe que tus órganos de los sentidos son las puertas de entrada de sus estímulos físicos informáticos: auditivos y visuales y que depende de las características con que el los transmita así será la calidad con que tú los recogerás. No tengas la menor duda de que va a concentrar todo su esfuerzo en sus técnicas docentes para enviarte toda su energía sonora y lumínica con las mejores condiciones posibles, pero esto no basta, no es suficiente, de acuerdo a la eficacia con que tú los recolectes así será la eficiencia que tu cerebro realizará al procesarlos. Si cometes algún error en su recepción su transferencia contendrá componentes falsos y no se procesarán adecuadamente.

¿Cómo puedes participar con el maestro en el aula?

Pon tus cinco sentidos en la fase máxima de alerta y trata de atraer a los mismos la mayor cantidad posible de estímulos físicos informativos como si fueran una copia fiel de los originales.

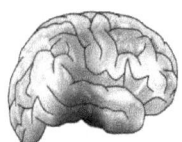 ## Técnica #8. Comprobar si Entendieron las Explicaciones.

El maestro no puede quedarse satisfecho pensando que te transmitió su exposición de manera clara y comprensible, le es necesario corroborarlo, confirmar que fuiste capaz de captar el mensaje que te quiso transmitir.

Para percatarse de que tuvo éxito en su empeño va a emplear algunos recursos de que dispone entre los cuales están:

8.1 Hacerte preguntas y tú para responderle tienes que razonar, activar eléctricamente tus neuronas, liberar en las sinapsis neurotransmisores químicos, el glutamato, que excita y conecta las neuronas, formando redes con el contenido de la pregunta y buscan en los archivos de tu memoria de larga duración en la corteza cerebral, conocimientos relacionados con la interpelación y los elabora en la corteza pre frontal para recuperarlos, analizarlos y tratar de contestarla.

8.2. Solicitarte que le expliques el tema. ¿Con que fin?

Para que:

a) Ejercites tu vocabulario.

b) Pongas en función todos los circuitos que tus neuronas han establecido con este tema.

c) Actualices y asocies conocimientos afines guardados en tu memoria de larga duración.

d) Tus neuronas establezcan nuevas conexiones.

e) Consolides las sinapsis ya formadas.

f) Corregirte si tienes algún error de concepto

¿Cómo puedes ayudar a tu maestro?

Participando activamente en ambas actividades, no te inhibas, supera cualquier miedo escénico y ofrécete como voluntario.

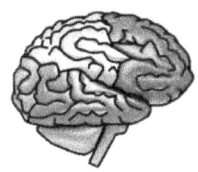 ## Técnica #9. La Organización de la Información Trasmitida.

Conociendo cuales son los mecanismos anatómicos y fisiológicos que tu utilizas para aprender, tu maestro te va a transmitir su información con una secuencia lógica, con una relación racional, con una continuidad sensata, como si estuviera construyendo circuitos en tu cerebro con tus neuronas, conectando sinapsis, no de manera anárquica y desordenada, sino de forma adecuada, haciendo que liberen neurotransmisores de glutamato en cantidades apropiadas con el fin de que construyas en tu cerebro con los conocimientos una ruta fácil de transitar, difícil de olvidar y recuperable sin muchos esfuerzos.

¿Cómo participar en su actividad docente?

Toma notas del orden y secuencia que está utilizando en la explicación del tema y empléala durante el estudio en tu casa.

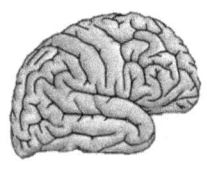 ## Técnica #10. Valorar la Cantidad de Información Trasladada y el tiempo empleado.

Todo educador conoce que el cerebro del alumno tiene una capacidad de adquirir conocimientos en los minutos que te tiene disponible en el aula.

Es decir, la cuota de información y el tiempo que necesita tu cerebro para elaborarla tienen que tener una relación racional, un equilibrio estable que no se puede violentar porque los resultados son catastróficos.

La comprensión de este balance estable la puedes emplear durante el estudio en tú casa y mientras más complicada sea la materia es menor la cantidad del contenido que debes revisar y mayor el tiempo a emplear, que no necesariamente debes utilizarlo el mismo día.

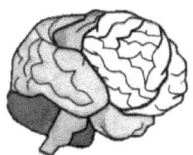 ## Técnica #11. La Vinculación de los Conocimientos.

Cuando imparte una clase el maestro va a tratar de buscarle una relación con materias ya explicadas con el criterio de facilitarle a tu cerebro su procesamiento.

¿Con que objetivo?

Para que tus neuronas llevan a cabo asociaciones con conocimientos anteriores ya almacenados relacionados con el actual y puedas entender y procesarlo mejor. ¿Dónde se lleva a cabo esta función?: en los lóbulos temporales medios que están involucrados en la memoria de reconocimiento, ellos tienen la capacidad de identificar un tema que has estudiado con anterioridad y que estén localizados en las distintas áreas de la corteza cerebral localizadas en los diferentes lóbulos.

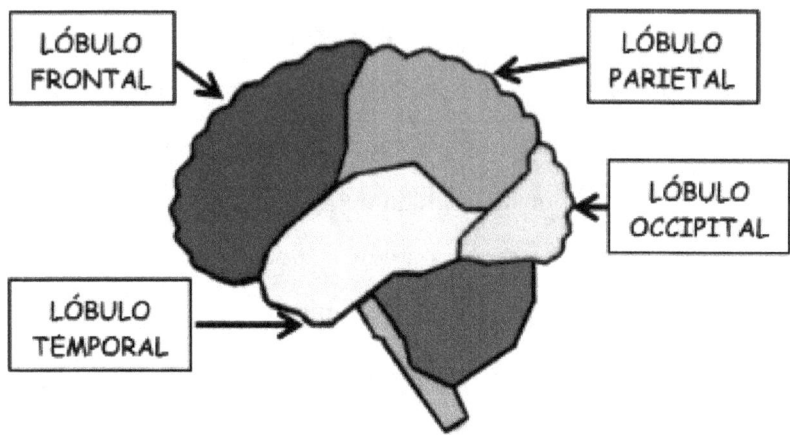

¿Cómo actuar frente a esta técnica?

En cuanto te des cuenta de que se trata el tema, búscale mentalmente semejanza con otros estudiados con anterioridad para comprenderlo, razonarlo y procesarlo con más facilidad.

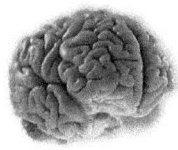 ### Técnica #12. La Estimulación de Múltiples Órganos Sensoriales.

El maestro tiene la firme convicción de que el traslado de conocimientos que quiere llevar a cabo hacia tu persona, se realiza, en primera instancia, mediante la provocación de excitaciones a los receptores de tus órganos de los sentidos y es lógico pensar que en la misma medida que intervengan más de esos "instrumentos" anatómicos en su recepción y transmisión, la información viajara con mayor intensidad y mejor elaboración.

Si tú aceptas este criterio te es necesario emplear el mayor número de ellos durante la exposición de tu maestro.

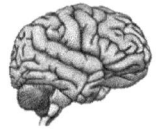 Técnica #13. La Compartimentación de la Información

El tema que tu maestro te va a impartir es solo uno, él no va a mezclar conocimientos si no tienen relación, igual debes ser tu durante el estudio, debes ser cuidadoso y no abarcar más materias de la que estudias, si tu cerebro recibe dos temas que no sintonizan uno con otro, ya te pueden imaginar las consecuencias que esto tendrá en tu masa encefálica.

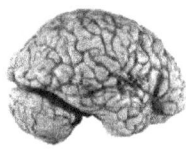 Técnica #14. La Repetición de la Información.

No existen dudas de que, si los estímulos recibidos por los órganos de los sentidos y procesados por el cerebro son repetidos, la información será de superiores condiciones. Almacenar un conocimiento en la memoria de larga duración no es un proceso momentáneo, se requiere tiempo de elaboración para que lleguen a consolidarse.

La repetición de un concepto mejora las características estructurales de las conexiones entre las neuronas y este beneficio permite relacionarlo con informaciones anteriores, facilitando su almacenamiento.

Cuando el maestro repita un tema, préstale atención, no consideres que estás perdiendo el tiempo, ni que es una actividad aburrida, en la actualidad no existe ningún neurocientífico que dude de la importancia de la repetición en el proceso de aprendizaje del cerebro.

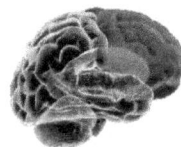 ## Técnica #15. La Fatiga Cerebral.

El maestro conocer que la función de aprendizaje del cerebro tiene un límite de actividad útil, eficiente, a partir de la cual se fatiga y decae su calidad.

Este periodo se calcula alrededor de 30 minutos, a partir de los cuales necesita descansar.

Y qué importancia tiene que conozcas esta característica de comportamiento de tu cerebro, pues que, al impartir una clase, tu maestro, en vez de transmitir estímulos intelectuales durante un tiempo prolongado (más de 30 minutos), va a hacer una pausa de unos cinco minutos para permitirle a tus neuronas descansar y recuperarse.

Aprovecha este breve periodo de tiempo para dejar descansar a tus neuronas que te lo van a agradecer.

TÉCNICAS PEDAGÓGICAS BÁSICAS UTILIZADAS POR EL MAESTRO EN SU ENSEÑANZA CEREBRAL AL ESTUDIANTE.

(CON LAS CUALES EL ALUMNO DEBE COOPERAR PARA OBTENER EL MÁXIMO DE INFORMACIÓN FUNDAMENTADO EN COMO SU CEREBRO LAS PROCESA)

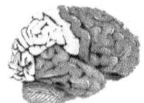 RESUMEN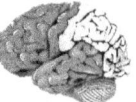

Técnica #1. El maestro necesita emocionar a sus alumnos.

Técnica #2. Promover la Motivación.

Técnica #3. Atraer la Atención.

Técnica #4. Mantener un Medio Ambiente Docente Adecuado.

Técnica #5. Despertar el Interés Personal.

Técnica #6. Suministrar, el Día Antes, un Avance del Próximo Tema.

Técnica #7. Expresar con Claridad la Información.

Técnica #8. Comprobar si Entendieron las Explicaciones.

Técnica #9. La Organización de la Información Trasmitida.

Técnica #10. Valorar la Cantidad de Información Trasladada y el tiempo empleado.

Técnica #11. La Vinculación de los Conocimientos.

Técnica #12. La Estimulación de Múltiples órganos Sensoriales.

Técnica #13. La Compartimentación de la Información

Técnica #14. La Repetición de la Información.

Técnica #15. La Fatiga Cerebral.

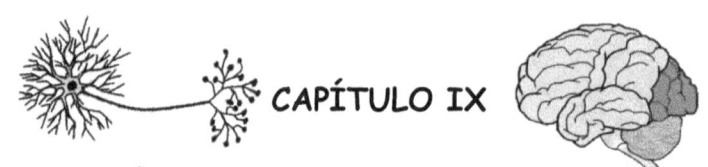

CAPÍTULO IX

CÓMO TOMAR NOTAS DE LAS EXPLICACIONES DEL MAESTRO EN EL AULA. (DE ACUERDO A COMO TU CEREBRO LLEVA A CABO ESTA ACTIVIDAD)

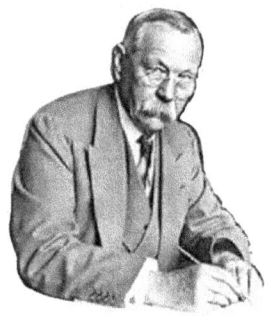

"Con frecuencia he ganado la comprensión real de la naturaleza de los padres mediante el estudio de los hijos"
Sir Arthur Ignatius Conan Doyle (1859-1930)
Médico y escritor escocés.

Una parte importante del proceso de adquisición de conocimientos de tu cerebro, está constituido por la toma de notas en las clases por varios motivos:

1. Si en una asignatura tienes la facilidad de llevarte el libro de texto para la casa, puedes tomar notas, pero no con mucha preocupación.

2. Si no tienes esa ventaja, si no dispones de libro, te aconsejo que te esmeres en esta actividad porque es el único material con que puedes contar para estudiar diariamente en tu casa para las pruebas periódicas y exámenes programados.

3. Es posible que el maestro les añada a sus explicaciones conocimientos que no estén en el libro de texto.

4. Aun cuando se circunscriba al contenido del libro, puede hacerlo de una forma más clara y comprensible.

5. Cuando tomas notas en la clase, la idea que debes tener es que estas confeccionando el libro de texto, ya que como dijimos, el original no puedes llevártelo a la casa.

   Por este motivo el énfasis, interés y meticulosidad en redactar las notas son los pilares sobre los cuales las debes confeccionarlas.

   Sin notas de clase no puedes estudiar en tu casa.

   Con notas de clase confusas tus calificaciones serán deficientes.

   Y si son erróneas no podrás aprobar la asignatura.

6. Las explicaciones del maestro se olvidan y por ese motivo hay que anotarlas.

7. Las notas de clase te ayudaran a realizar las tareas que te asignen para la casa, a entender mejor el tema en el libro de texto, a sintetizarlo e invertir menos tiempo en su estudio, a comprender con más facilidad las explicaciones del maestro, concentrarte en la actividad docente y organizar los conocimientos.

8. Es una actividad difícil, por este motivo vas a tener que poner el máximo de emoción y cuidado a sus explicaciones, es decir, tu amígdala cerebral va a estar en vigilancia permanente.

9. Tu lóbulo frontal se verá en la necesidad de razonar de manera constante para detectar cuáles son las partes más importantes de las explicaciones.

RECOMENDACIONES:

1. Lleva una libreta con divisiones de cartón o plástico.

2. No uses hojas sueltas por que se te pueden perder o desorganizar.

3. Dedica cada sección a una asignatura.

4. Numera las páginas.

5. Escribe la fecha en que confeccionas las notas.

6. En la primera hoja de cada sección escribe el título de la asignatura.

7. Deja las tres primeras hojas en blanco para que confecciones un índice.

8. No dejes de llevar la libreta todos los días a tus clases.

9. Si conoces el nombre del tema que el maestro va a impartir al día siguiente, léelo con anticipación. Esta lectura te va a facilitar tomar las notas.

10. Lo ideal es que te sientes en la primera fila de pupitres, vas a estar más cerca de:

    a) La **pizarra**. Esta ventaja no siempre te va a ser posible, pues es habitual que los maestros tengan distribuidos los alumnos por asientos fijos (mapa de los asientos).

    b) **La pantalla** donde se proyecta. En ambas circunstancias podrás ver con claridad los escritos en la pizarra y el texto de las proyecciones.

    c) **Del maestro** para tener una mejor audición de sus explicaciones.

11. No te limites a tomar notas de su exposición oral, copia los escritos sobre el tema en la pizarra o de la presentación en la pantalla. El maestro también hizo un resumen de libro de texto para poder explicártelo y te van a servir como notas de clase.

12. Deja suficiente espacio entre dos notas de clase distintas, con vistas a que puedas identificar una de otra y tengas lugar donde ampliarla.

13. Concéntrate en la exposición del maestro, si te distrae pierdes el hilo de la misma.

14. Tu principal función es escuchar y copiar, para entender, vas a tener tiempo cuando estudies las notas en tu casa. Si eres capaz de escribir y razona al mismo tiempo, todavía. mejor.

15. Tienes que desarrollar tu sentido de la vista. Observa los movimientos del rostro y de las manos, en general de todo el cuerpo del maestro, ellos acompañan las explicaciones y puedes inferir las partes más importantes del tema de acuerdo al énfasis que pone en cada uno de sus gestos, en ciertos segmentos de su exposición.

16. No anotes todo lo que dice el maestro, solo los conceptos fundamentales. Si crees necesario que debes copiar algo más, pues te ayudara a entender lo que has escrito, hazlo, ero no te extiendas.

17. Sera necesario que escribas a una velocidad a la cual no estás acostumbrado.

18. Cuando tomas notas en clase como escribes apurado sin querer perderte una palabra, a menudo contienen imprecisiones. Esto te obliga a revisarlas lo más cerca posible del momento en que las confeccionaste para recordar la forma en que el maestro lo dijo.

19. Como en la escuela es probable que no tengas tiempo, te es indispensable hacerlo diariamente en tu casa en un horario que organizadamente te fijes para completarlas, corregirlas, ordenarlas y clasificarlas de acuerdo al método que te recomiendo a continuación.

20. Crea una metodología para confeccionar las notas, este aspecto es muy personal, yo te recomiendo:
La fecha.
El Titulo.
La Idea Principal.
Las Ideas Secundarias.
Comentarios.
Vocabulario.
Preguntas.

Objetivo de este esquema: organizar la información que estudias y vas a resumir, de forma tal que te sea fácil memorizarla.

Tú puedes quitar o añadir aspectos, pero utiliza siempre la misma secuencia metodológica.

21. Es conveniente que subrayes o resaltes las ideas principales porque te ayuda a memorizarlas. Yo prefiero un resaltador para enfatizar algún aspecto de las notas.

22. Si tienes dudas, trata de evacuarlas en clase. No siempre es fácil que el maestro tenga tiempo para contestar todas las preguntas mientras esta explicando. Espera que termine, y aprovecha un momento oportuno antes de que finalice el período.

23. En caso de albergues alguna confusión, te recomiendo que tengas un amigo que al igual que tú, tenga interés en aprender. Intercambia los números telefónicos para que cuando estés mejorando y reparando tus notas, si tienes alguna incertidumbre la puedas aclarar.

24. Si no tienes un amigo con esas características puedes revisar tus notas al día siguiente utilizando el libro de texto.

25. Para escribir apresurado tienes que utilizar abreviaturas y símbolos que estés familiarizado con ellos y después los entiendas.

26. Cuando tomes notas preocúpate del contenido, que tenga los conceptos principales, no en la forma en que las has escrito.

27. A veces no es conveniente borrar o tachar al corregir las notas, sino pasarlas en limpio y redactarlas de nuevo en forma correcta, en tu casa.

28. Como hay que escribir a gran velocidad, es difícil hacerlo con buena letra, colocar correctamente los signos de puntuación y no tener faltas de ortografía. No te inquietes siempre tiempo para corregir los errores gramaticales.

29. Estas apto para conservar solo el 25% de lo que escuchas, como olvidas el 75%, escribe tus notas de clase rápidamente.

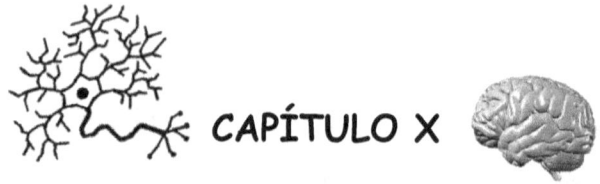

CAPÍTULO X

EL LIBRO DE TEXTO DEL ESTUDIANTE.

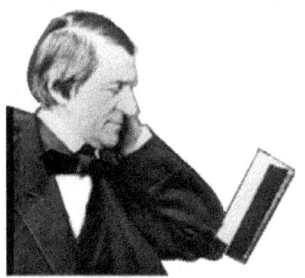

"En muchas ocasiones la lectura de un libro ha hecho la fortuna de un hombre, decidiendo el curso de su vida."
Ralph Waldo Emerson (1803-1882)
Ensayista, poeta y conferencista norteamericano.

Tus libros de texto son un conjunto de hojas de papel impresas y encuadernadas, formando un volumen que coniene escrita la información correspondiente a determinada asignatura en concordancia con los distintos niveles del plan de estudio, distribuida en capítulos.

1. Los capítulos deben estar distribuidos por orden de importancia.

2. Los temas ordenado de los más simples a los más complejos.

3. Siguiendo una secuencia lógica.

4. Vinculando un capítulo con el siguiente.

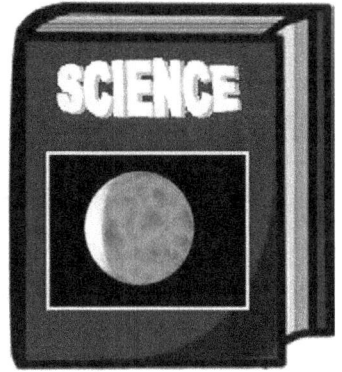

5. Haciendo mención a conocimientos tratados en capítulos anteriores, que se consideren útiles para aprenderse el actual.

6. Los capítulos escritos con claridad en el lenguaje y con una redacción comprensible.

7. Con un resumen al final de cada tema que contenga los aspectos más sustanciales.

8. Destacando los conceptos más importantes con letras negrital o itelicas.

9. Empleando ilustaciones: mapas conceptuales, gráficas, dibujos, esquemas, fotografías, etc.

10. Mencionando ejemplos relacionads con el contenido del texto y la vida diaria del estudiante.

11. Cada capítuo debe contener preguntas y las respuestas al final del libro.

12. Y un Glosario.

El libro de texto tiene que adaptarse al Plan de Estudio de la asignatura y tú, aún cuando puedes complementar las tareas docentes con elementos obtenidos de otros manuales, debes tener presente que t**e apoyas de manera fundamental en el libro de texto,** este es tu "maestro de papel" o el "maestro impreso en cuartillas". De estas "entrañas saldran las preguntas que tendra que responder correctamente si quiere aprobar la asignatura.

Nada te puede ser mas util en tu casa para procesar, mediante el estudio el tema explicado en la clase por el maestro, que que el libro de texto.

Tu transito por las aulas, en los momentos actuales, es fugaz, de timbre a timbre y por este motivo tu intercambio intelectual con el maestro esta limitado por un factores implacables: el tiempo y número de alumnos.

Debido a esta causa se te hace imprescindible trasladar a tu casa "al maestro de papel" para continuar estudiando el tema explicado en la clase o en su defecto las notas de clase.

Tú no puedes transportar físicamente al maestro a tú hogar, pero en realidad, este al desarrollar un tema en el aula, su función fue tomarlo del libro, llevarlo a su cerebro y de ahí a tus órganos de los sentidos, los cuales condujeron la información hasta el cerebro, pero de manera transitoria, en el hipocampo, necesitando consolidarlo y trasladarlo hasta la memorias de larga duración. Y si no puedes llevar al maestro fisicamente a tu casas, si puedes traer al "maestro de papel", que en definitiva fue la fuente de origen de los conocimientos que te impartió el profesor.

Y con el libro, llevar a cabo el estudio con la metodología que recomendamos en el Capítulo V, para trasladar laa información hasta tu memorias de larga duración. Para que esto sea posible, es indispensable que la escuela disponga de un número suficiente de libros que le permita asignarle uno a cada alumno.

Esto significa un gasto elevado, ya que los libros de texto son muy caros, pero un alumno sin el libro de texto no puede o le es mas difícil llevar a cabo adecuadamente el segundo paso del proceso del aprendizaje en el cerebro: **el estudio individual.**

El papel del maestro en el aula, además de transmitir conocimientos, es el de aclarar errores de conceptos, hacer preguntas y responder las que le hagan los estudiantes, pero también desempeña la función de mentor, de dirigente, de consejero, le imparte instrucciones para que en su casa, con el libro de texto o las notas de clase, las lleve a cabo y las cumplimente.

Si no tienes el libro de texto para estudiar en la casa, el proceso docente tiene un bache, un hueco, que las notas de clase pudieran no ser el mejor asfalto para pavimentarlo, el material ideal es "el asfalto intelectual" provisto por "el maestro de papel".

Si esto no es posible por ser costoso, ¿Por qué no llegar a un acuerdo con las casas editoras para que coloquen en la internet del Sistema Escolar, el contenido del libro? y de esta forma aquellos alumno que tengan una computadora y este servicio electrónico, con una contraseña, desde sus casa puedan hacer uso de esta facilidad y se disminuirian el número de libros a repartir .

En resumen:

Tiene que percatarte y tomar consciencia de que el aliado más importante que tienes en tus estudios es el libro de texto de la signatura. Siempre está a tu disposición, jamás se niega a que sea usado, ni cambia de contenido, nunca se cansa y cuenta con la ayuda de auxiliares para que tú lo comprenda mejor: índice, palabras claves, definiciones, preguntas y vocabulario,

CAPÍTULO XI
COMO LEER UN LIBRO DE TEXTO

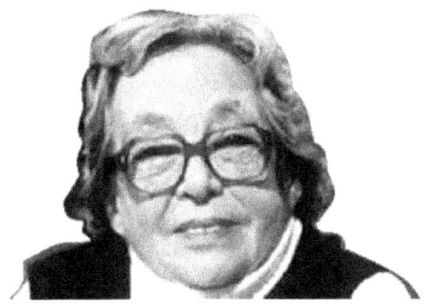

"Creo que nada sustituye a la lectura de un
texto, nada reemplaza la memoria
de un texto, nada, ningún juego."
Margarite Duras (1914–1996)
Escritora francesa y directora de cine.

Cuando lees un libro de texto persigues como objetivo adquirir conocimientos con dos finalidades:

1. incrementar tu cultura general

2. y poderlos utilizar para responder las preguntas de tus pruebas periódicas y exámenes finales. Ahora bien, del método que utilices para leer dependerán las calificaciones que obtengas en tus asignaturas.

A continuación, te hare algunas recomendaciones teniendo en cuenta como adquieres la información de la lectura a través de tus órganos de la visión y de la audición (si lees en voz alta) y de la forma como la procesa tu cerebro.

1. Imprégnate de un profundo deseo de aprenderte el tema que te corresponde.

2. Lee el título del tema y subtítulos (si los tiene), preferiblemente en voz alta.

3. Has una pausa y trata de recordar en tu memoria de larga duración, si tienes almacenado algún conocimiento igual o similar al que vas a estudiar. Si lo tienes, trata de vincularlo con el que actualmente estás leyendo.

4. Realiza una **primera lectura** de todo el tema para enterarte de su contenido. Debe ser a un ritmo normal, en alta voz sin equivocaciones, respetando los signos de puntuación y con cadencia y énfasis de un actor de una obra de teatro o locutor de radio o de televisión, permitiendo estimular los órganos de los sentidos de la vista y del oído al mismo tiempo.

5. ¡Trata de captar la idea central! Lo importante para el alumno no es leer los párrafos que le corresponde, sino el alimento que extraiga de cada una de ellas.

6. Ponle especial atención al resumen que viene al final del capítulo, si lo trae, se supone que, en este, el autor ha sintetizado los elementos sustanciales del tema.

7. Ayúdate con las palabras claves o las definiciones que habitualmente vienen escritas en negritas o itálicas. Definir

es expresar con claridad y exactitud la idea que se quiere manifestar.

8. Si tiene dudas o no conoces el significado de una palabra búscala al final del libro en el Vocabulario o en un diccionario y apréndete el concepto que representa esa palabra.

9. Si existen diagramas, tablas, mapas conceptuales, dibujos, fotos, etc. Fíjate en ellos y trata de interpretarlos.

10. Conociendo ya de que trata el tema, efectúa una **segunda lectura,** pero párrafo por párrafo. Si entiendes el contenido continúa con el próximo, Si no lo entiendes, reléalo de nuevo, analízalo, descomponlo en varias partes y considera cada una por separado y si persiste tu desconocimiento o ignorancia, solicita ayuda, en la casa a un familiar, a un amigo por teléfono, en el internet o anota la duda y plantéesela a tu maestro al día siguiente. **Jamás te quedes con dudas o indecisiones en tu cerebro**, cada una de ellas constituye un obstáculo para que tus neuronas puedan establecer un circuito adecuado con la información recibida y es probable que te impida entender el material que viene a continuación.

11. Mientras estudias leyendo el libro de texto, toma notas de algún aspecto que consideres importante o medular para memorizar.

12. Subraya en tu libreta los aspectos que consideres más importantes o destacarlos con un resaltador. Puedes utilizar una doble línea o un color fijo para las cosas más importantes y una línea u otro color para las secundarias que te ayudan a entender las fundamentales.

13. Si lo consideras útil, con el contenido de la lectura, puedes hacer esquemas, dibujos.

14. También tiene ventaja para retener el material el escribir las impresiones que te surjan sobre la lectura, anotar las sensaciones que el material te despierta y las ideas que te inspiran.

15. **Relee** aquello que has destacado como importante de vez en cuando.

Puedes ir al Capitulo "Como tomar notas" para que amplíes este aspecto.

Aunque una lectura a conciencia, siempre ocasiona la elaboración de un pensamiento propio, de una opinión personal, algún aspecto se te puede borrar de la memoria de corta duración si no lo anotas.

Durante la lectura, existen una serie de etapas, consustanciales a ella, pertenecientes al mecanismo intrínseco del cerebro, que tienes que efectuar, si quiere elaborar con éxito el contenido del tema a estudiar.

Estas son:

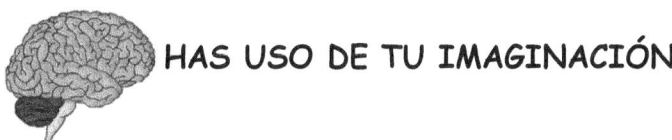

HAS USO DE TU IMAGINACIÓN

A medida que estudias, tienes que **hacer uso de tu imaginación**, que es la **facultad que tienes de representar en tu mente imágenes de la materia motivo de estudio**, después de haber recibido los estímulos provenientes del libro de texto.

Es posible que en la lectura se refiera a una batalla, al Sistema Solar o a un equipo u objeto que no están presentes en cuyas circunstancias, fantasear sobre el contenido siempre es recomendable y como premisa debe acompañarse de su comprensión cabal. Es más correcto, a medida que leas, analizar e interpretar un párrafo, llevar su significado a la mente, tal vez con palabras, pero escoltado o asociado a figuras o episodios.

Es decir, tienes que desarrollar tu imaginación y repito su definición para que fijes más sólidamente en tu mente este concepto: es la habilidad de representarte en tu mente las imágenes surgidas de la lectura y que te son transmitidas a través de tus órganos de los sentidos y cuando te sea necesario, combinarlas con otras almacenadas anteriormente en tu cerebro, para la mejor comprensión del conocimiento que estás adquiriendo.

En la elaboración de la imaginación intervienen: conocimientos y vivencias almacenados, los sentimientos que te provocan y la destreza que hayas adquirido en esta habilidad.

La imaginación que debes desarrollar es la creadora, mediante la cual seas capaz de transformar los estímulos recibidos del estudio: visuales o auditivos, en una "realidad" mental, administrándole a los enlaces de tus neuronas una fuerte dosis de fantasía.

Una forma de desarrollar tu poder imaginativo es leyendo y observando libros, revistas y películas de ciencia ficción, acudiendo a los museos y participando en excursiones. Ilustremos esta actividad con un ejemplo. Si estás estudiando los diferentes tipos de nubes, aun cuando no las tenga frente a ti en ese momento (es de noche), te representas las características de cada una de ellas en tu mente, te las imagina sin la intervención de tus órganos de los sentidos, elaborando un conocimiento subjetivo y no existe la menor duda de que el aprendizaje te va a ser más completo, más fidedigno, se van a establecer más conexiones de tus neuronas y las que ya existen se consolidarán y se harán más fuertes los mapas o caminos que se van a trazar, el recorrido de la información va a estar mejor pavimentado.

Está comprobado que este procedimiento refuerza las conexiones neuronales y establece una variedad marcada de nuevos enlaces que incrementan infinitamente la facultad de memorizar el tema estudiado.

Las imágenes formadas, deben ser una copia fiel de los conocimientos que tienes que adquirir, con una secuencia lógica y un vínculo racional entre sus partes, si lo consideras posible, haz un dibujo relaionado con el tema. Te aconsejo que cada vez que te sea posible hagas uso de tu imaginación durante el estudio, que te representes en tu mente todo aquello que te sea factible.

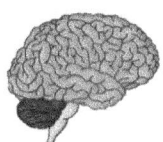

CODIFICA O IDENTIFICA EL LENGUAJE DEL TEXTO.

Tu cerebro, durante la lectura de estudio, recibe un flujo de información a través de tus órganos de los sentidos. Este "bolo alimenticio informativo" penetra en tu cerebro con las características del lenguaje que distingue al autor del libro. Las palabras las podrás o no conocer, las oraciones tendrán un sentido, los párrafos poseerán una estructura captable, el tono, la cadencia, el volumen de voz será más o menos percibido por el órgano auditivo si estás leyendo en alta voz, las láminas serán reconocidas por el sentido de la vista, pero toda esta novedosa comunicación verbal o escrita, tiene que ser identificada por ti, reconocida e interpretada en tu cerebro, de acuerdo con las características de la información que posees almacenada en tu memoria de larga duración.

Tienes que traducir en tus neuronas lo que un "extranjero" ha expresado en su "idioma" es decir, a su manera, en el libro. Tu labor es no solo trasladar el flujo informativo hasta las neuronas, sino interpretarlo, convertirlo y transformarlo en tu propio lenguaje.

CODIFICAR ES TRANSFORMAR EN TU CEREBRO LA INFORMACIÓN RECIBIDA DEL MAESTRO O DEL ESTUDIO, UTILIZANDO LOS RECURSOS INTELECTUALES QUE TIENES EN EL CEREBRO.

Algunas partes de los conocimientos recibidos te serán afines, los captaras sin dificultad, pero otros fragmentos te será necesario identificarlos, revisar tus "diccionarios" mentales, rebuscar en los archivos neuronales, interpretar que expresan o llevarlo a tu "lenguaje" para conocer que te quieren decir y conseguir pasar a la siguiente etapa de lograrlo entender.

Esta actividad se lleva a cabo, fundamentalmente de manera inconsciente y en fracciones de segundos, simultáneamente con la lectura.

El autor, podrá tener una cultura más o menos vasta, un dominio del lenguaje amplio o reducido, pero independiente de cómo estén plasmados los conocimientos, tienes que ir traduciendo esa información en tu cerebro, palabra por palabra, oración por oración, convirtiéndolos a tu lenguaje para incorporarlo a tu cerebro, de la manera como concibes el lenguaje del tema del libro que estás estudiando.

En resumen, tienes que trasformar mentalmente, utilizando los codigos que posees en tu cerebro, el lenguaje empleado por el maestro o por los libros de texto.

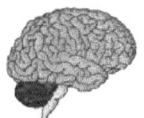

ENTENDER EL CONTENIDO DEL TEXTO.

Después de interpretado el lenguaje del tema a estudiar y haberlo adaptado e integrado al tuyo, te corresponde comprender, captar el sentido de cada párrafo que está leyendo y después del material en su conjunto

Ya dijimos que **sin atender no se puede aprender** y aquí nos corresponde repetir que **sin entender tampoco logramos aprender.**

La capacidad para comprender algunos conocimientos está determinada por un sin número de variables, pero en términos generales dependerá del almacenamiento y calidad de la información que posea en sus archivos neuronales. Cuando un alumno comienza a estudiar un tema, este va penetrando en su cerebro de manera pura, sin manchas, tal como está escrito, pero cuando comienza a procesarlo para identificarlo y llevarlo a su lenguaje, necesita hacerlo con el código que él tiene grabado en los circuitos formados por sus neuronas, que albergan sus conocimientos relacionados con la información que está leyendo y en este proceso es posible que su almacén intelectual le ayude a construir conexiones para comprender o por el contrario, contamine las vías por las que transita e impida un adecuado alambrado neuronal ocasionando una confusión.

Esto significa que el estudiante tiene que percatarse del significado del "texto" educativo, mediante el análisis y la síntesis, en sus partes y como un todo. Estar perfectamente consciente de que lo captó sin dudas ni lagunas. Para comprenderlo, el cerebro se vale de la búsqueda en su memoria de larga duración, de materiales iguales o parecidos a este nuevo que lo ayude en esta laboriosa función intelectual.

Todas las palabras empleadas tienen que poder ser identificadas por los educandos. No podemos entender un tema si al desconocer la definición de una palabra, perdemos el significado de la oración y no podemos distinguir la idea del párrafo y nos extraviamos, desorientados en la totalidad de la exposición y ésta se convierte en un "bolo alimenticio intelectual" indigesto para el cerebro.

REFLEXIONAR O RAZONAR.

En esta etapa del funcionamiento del cerebro con el conocimiento, te corresponde reflexionar sobre el tema considerándolo detenidamente, analizarlo, razonarlo para irlo acomodando, asentando, en los circuitos de tus neuronas. Cuando reflexionas, al mismo tiempo estás considerando, la manera en que él autor la interpretó. Está valorando la coherencia de sus razonamientos y las conclusiones a las que arribó.

Reflexionar es la propiedad que tiene tu cerebro de pensar, valorar, examinar detenidamente los conceptos enunciados por el maestro o que leístas en el libro de texto. Es analizar el significado del tema y tratar de dilucidarlo.

Es un desarrollo intelectual que llevas a cabo para aclarar la materia explicada por el maestro, su contenido, la manera como la interpretó, proceso y almacenó en su memoria.

Ejercitando esta actividad cerebral, durante la cual necesitas **abstraerse y pensar**, puedes identificar si tienes algún error de interpretación o de razonamiento y rectificarlo.

Tienes que pensar en la materia, captarla, razonar qué características tiene, de que se trata, sobre que versa, y a este asunto que has leído, consagrarle una laboriosa actividad mental, con el objetivo de adentrarte en ella para facilitarle su impregnación en el cerebro, recibirla y al mismo tiempo estimular sus neuronas, para hacerlas más receptivas.

Tienes que meditar sobre la materia que estás estudiando, tú no eres un ente pasivo, receptivo, **tienes que involucrarte mentalmente de manera activa y consciente** en esta actividad educacional.

Con el simple hecho de oír o leer una materia, el cerebro no se conforma, no le es suficiente para continuar el proceso mental de aprendizaje. Necesita algo más y ese elemento es "la reflexión".

Y volvamos a repetir: ¿Qué significa reflexionar?

Reflexionar es pensar, valorar detenidamente el contenido de un tema, buscarle su significado.

La primera actividad en el proceso del conocimiento por parte tuya, es recibir la información, introducirla en el cerebro, después pensar en su contenido y de acuerdo con tu criterio aceptarla como un todo verídico o dudar de todas o algunas de sus partes. Para llegar a algunas de estas conclusiones, en ocasiones es necesario hacerte preguntas, buscar las respuestas, asociarlo con conocimientos anteriores, tratar de dibujarse en la mente parte de su contenido, emplear tu imaginación, imprimirle emoción a esta diligencia, examinarlo con cuidado y atención, confeccionar mapas conceptuales, escribir resúmenes, ampliar tus conocimientos sobre el tema utilizando otras fuentes, conversar con tus familiares y amigos sobre el tópico.

Tienes que revestir esta actividad reflexiva de una importancia de primera magnitud, no subvalorarla, no creer que estas perdiendo el tiempo, que desempeñas el papel de un monje tibetano, no, absolutamente no, todos los inventos y descubrimientos que poseemos en la actualidad han sido el resultado de una reflexión. Podemos decir sin equivocarnos, que es de sabio reflexionar.

Un alumno que no reflexiona sobre el tema que estudia es una fotocopiadora, un autómata mental. Durante la reflexión surgen nuevos detalles, aparecen novedosos horizontes, facetas no previstas.

Con la consideración esmerada del tópico, se logra una

actividad mental calificada que nos permite descubrir otras aristas que nos faciliten llevar los conocimientos de neurona a neurona en una carroza dorada.

Reflexionar es ejercitar la mente en un tema para razonarlo y lograr inferencias, juicios, criterios y opiniones sobre el mismo.

La reflexión, es un mecanismo mental intrínseco en el que, utilizando una concentración atenta y nuestros propios pensamientos, nos aproxima y funde con los más altos valores intelectuales del género humano.

Durante la reflexión te percatas de la información que te han transmitido y la puedes rumiar, contemplar, apreciar por medio de tu proceso cognitivo. Durante esos momentos reflexivos se establecen miles de nuevas conexiones entre las neuronas y las ya existentes fabricando proteínas, se robustecen, se diseñan nuevos circuitos en el cerebro, se cementan vías nerviosas, se señalizan veredas, se comunican calles y avenidas con las células nerviosas que permiten trasladar cada información hasta su destino adecuado y depositarla y almacenarla de manera organizada, con el fin de utilizar estas estructuras anatómicas viales para que nos permitan abordar a estos archivos de forma expedita cada vez que te sea necesario.

Necesitas interpretar, para poder comprender con mayor claridad posible, las explicaciones del maestro o la lectura de un libro de texto con tu propia armazón mental. No debes ser un receptor pasivo de las dadivas intelectuales de su maestro.

Los conocimientos no se transfunden de un cerebro a otro circulando libre y fluidamente, sino que se transmiten del maestro donante, mediante estímulos al alumno receptor, el cual necesita acogerlos conscientemente y procesarlos. Si no piensas o reflexionas sobre el contenido del estudio, la actividad intelectual será mecánica e improductiva.

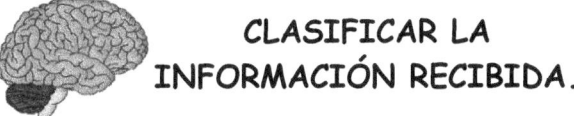 **CLASIFICAR LA INFORMACIÓN RECIBIDA.**

Cuando lees en el libro de texto una información, después de razonarla tienes que clasificarla, ¿Qué quiere esto decir?, que ese paquete de nuevos conocimientos no debes introducirlo tal como fue recibido en los circuitos por donde van a viajar a través de sus neuronas, a los distintos sitios de la corteza cerebral, para, de acuerdo con sus características gnoseológicas, ser almacenados. No, **se** hace necesario que el cerebro reconozca todos y cada uno de los estímulos informativos que recibe, los clasifique de acuerdo con su contenido, los etiquete y lleve a cabo con ellos la mayor cantidad posible de asociaciones.

Te es necesario, mediante las reglas que rigen el proceso de adquisición de conocimientos del cerebro, transformar la información que recibes mediante los estímulos visuales o auditivos, en un mensaje estructurado, ordenado y comprensible.

Para memorizar un conocimiento estudiado, depende de cuán profundamente hayas elaborado el razonamiento, la clasificación y asociación que utilizaste para codificarlo y la organización con que implementaste este proceder.

Es importante recalcar que durante el proceso de clasificación es fundamental que realices el mayor número de asociaciones y les proveas de etiquetas bien identificadas con una organización meticulosa para elevar la calidad con que los va a archivar y la facilidad para recobrarlos.

En esta fase a medida que reflexionas la información, de acuerdo con las características y el contenido de cada una de ellas, inconscientemente el cerebro las clasifica y mecánicamente las envía al lugar que les corresponde en la corteza cerebral.

Es decir, tienes mentalmente, que poner en orden la información que has identificado, entendido y reflexionado durante el estudio, de la manera más lógica posible para posteriormente almacenarla con destreza y propiedad.

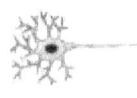 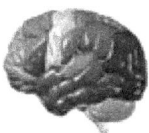

MECANISMO CEREBRAL DE LA LECTURA
(ESQUEAMA SIMPLIFICADO)

LA ENERGÍA LUMINOSA SE REFLEJA EN LAS PALABRAS DEL LIBRO
Y ATRAVIESAN LAS DISTINTAS ESRUCTURAS DE LOS OJOS.

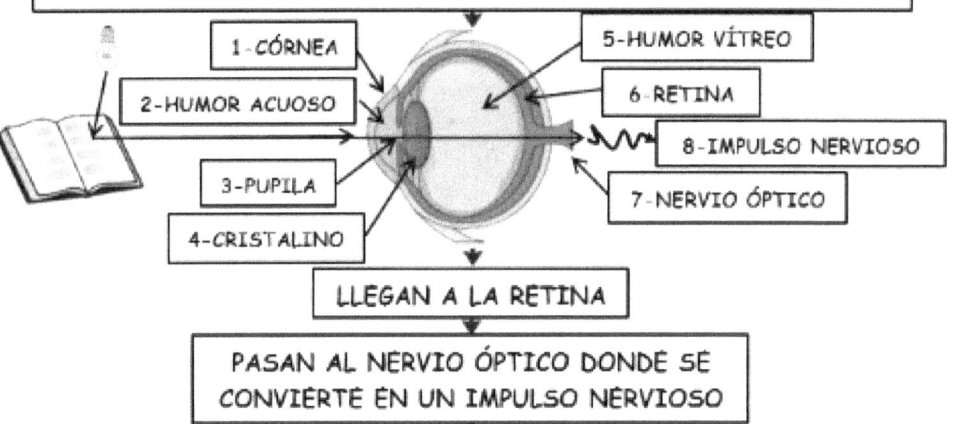

1-CÓRNEA

2-HUMOR ACUOSO

3-PUPILA

4-CRISTALINO

5-HUMOR VÍTREO

6-RETINA

8-IMPULSO NERVIOSO

7-NERVIO ÓPTICO

LLEGAN A LA RETINA

PASAN AL NERVIO ÓPTICO DONDE SE
CONVIERTE EN UN IMPULSO NERVIOSO

PASAN AL SISTEMA ACTIVADOR RETICULAR ASCENDENTE (SARA) Y
AL TÁLAMO DONDE SE FILTRAN LAS SENSACIONES VISUALES.

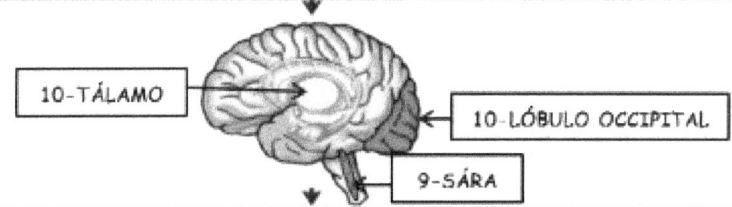

10-TÁLAMO

10-LÓBULO OCCIPITAL

9-SÁRA

Y SON ENVIADAS AL LÓBULO OCCIPITAL (CORTEZA VISUAL) DONDE
SON IDENTIFICADOS LOS MODELOS VISUALES DE LAS PALABRAS.

DEL LÓBULO OCCIPITAL SE TRASLADA AL GIRO ANGUALAR DONDE SE
INCORPORAN LAS SENSACIONES VISUALES CON LAS AUDITIVAS:
LA LECTURA SE CONVIERTE EN SONIDOS

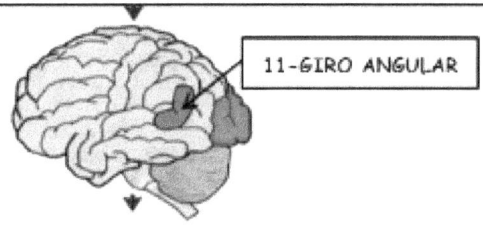

11-GIRO ANGULAR

DEL GIRO ANGULAR VIAJAN AL ÁREA DE WERNICKE DONDE SE COMPRENDE LA INFORMACION QUE ESTA EN FORMA DE PALABRAS Y SE LE DA UN SIGNIFICADO (LECTURA NO HABLADA).

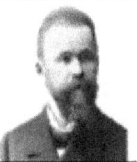

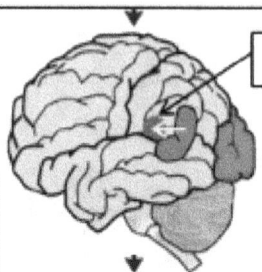

12-ÁREA DE WERNICKE

Carl Wernicke (1848-1905) Patólogo, neuro-anatomista y psiquiatra alemán.

EL ÁREA DE WERNICKE (COMPRENSIÓN DEL HABLA) SE CONECTA CON EL ÁREA DE BROCA (PRODUCCIÓN DEL HABLA) MEDIANTE EL FASCÍCULO ARQUEADO, PERMITIENDO LA REPETICIÓN DE LA INFORMACIÓN QUE VIENE DEL ÁREA DE WERNICKE.

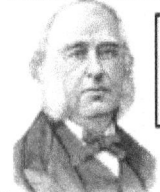

13-ÁREA DE BROCA

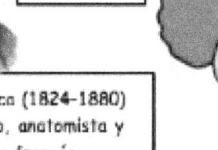

14-FÁSCÍCULO ARQUEADO

ÁREA DE WERNICKE

Pierre Paul Broca (1824-1880) Médico cirujano, anatomista y antropólogo francés.

EN EL ÁREA DE BROCA SE ARTICULAN Y PRONUNCIAN LAS PALABRAS CON LA AYUDA DE:

15-CORTEZA MOTORA PREFRONTAL QUE MUEVE LOS MÚSCULOS Y ESTRUCTURAS DE LA FARÍNGE

16-LA INERVACIÓN MOTORA DE LA LENGUA: NERVIOS HIPOGLOSO Y GLOSOFARÍNGEO PARA MOVER LA LENGUA

CORTEZA MOTORA PREFONTAL

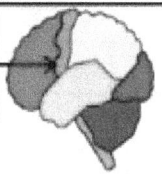

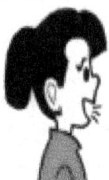

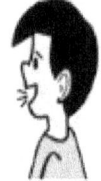

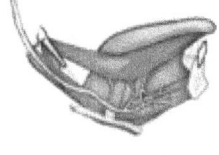

95

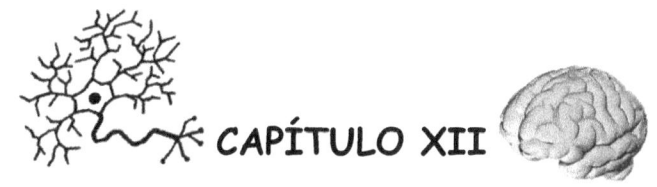

CAPÍTULO XII

CÓMO TOMAR NOTAS DEL LIBRO DE TEXTO.
(DE ACUERDO A COMO EL CEREBRO PROCESA ESTA INFORMACION)

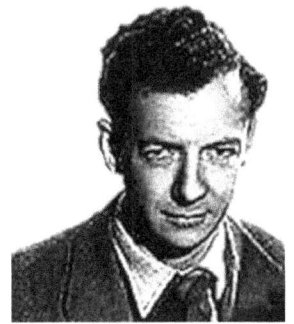

"Aprender es como remar contra corriente:
en cuanto se deja, se retrocede.
Edward Benjamín Britten (1913-1976)
Compositor, director de orquesta
y pianista británico.

Es posible que me preguntes: ¿Por qué debo tomar notas del libro?

Y te puedo responder que te es útil porque tu cerebro trabaja con el material que quieres estudiar para aprendértelo y almacenarlo en tu corteza cerebral como memoria de larga duración.

Cuando escribes notas al fijar tu atención en la lectura y la escritura, aumenta tu concentración y razonamiento buscando los aspectos más importantes del tema y esta actividad te organiza mentalmente.

Las estructuras que procesan la lectura en el cerebro, están

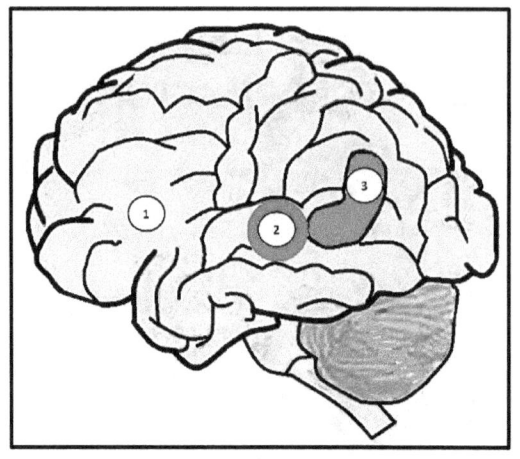

localizadas en tu hemisferio izquierdo y está compuesta principalmente por el área de Broca -1- ubicada en el lóbulo frontal, al área de Wernicke -2- en el lóbulo temporal y el Giro Angular -3- en la Región parietal).

El tener que leer para tomar notas, también te obliga a reflexionar, es decir, considerar detenidamente el contenido del tema, para anotar los aspectos más importantes del mismo y mientras lees y escribe tu cerebro comienza a procesar los conocimientos que quieres aprenderte.

Por todos estos motivos vas a entender mejor los conceptos de difícil comprensión y te ayudara a memorizarlos con facilidad y calidad. Después, al estudiar las notas, vas a ser capaz de conocer mejor el tema, empleando un tiempo más corto.

Está demostrado que existe una relación entre las calificaciones que obtiene un estudiante y su destreza para tomar notas, mientras más habilidad tenga, más elevadas serán su nota de clase.

Cuando el conocimiento sintetizado de un tema del libro se lleva a una libreta, tu cerebro ha identificado su contenido más importante y lo ha convertido en tu lenguaje. La capacidad de escribir notas, no es congénita, no nace contigo, tienes que desarrollar y perfeccionar esta habilidad en el terreno, es decir confeccionándolas día a día, con un espíritu crítico, nunca te quedes totalmente conforme, revísalas, trata de mejorar la redacción, no escribas con faltas de ortografía, escribe claro y si consideras necesario revisar algún otro libro para enriquecerla, lo puedes hacer Ahora bien, para tomar notas del libro de texto tienes que tener una metodología acorde a cómo funcionan tus órganos de los sentidos y las neuronas de tu cerebro con vistas a mejorar tus notas académicas, existen varias, yo te aconsejo la siguiente.

Recomendaciones:

1. Lee la Tabla de Materias al principio del libro en la parte que corresponde al tema que vas a estudiar para que te des cuenta de los aspectos

que comprende y sobre los cuales debes tomar notas.

2. Lee el título del tema en la página que le corresponde.

3. Lee los subtítulos.

Para tener una idea de que va a tratar el tema y tus estructuras cerebrales se vayan familiarizando con el mismo.

4. Lee las preguntas al final del tema si existen.

5. Debes hacer, despacio, **una lectura general al tema** que vas a estudiar para que el cerebro comience a hacer desde el hipocampo, con la información que estas entrando, búsqueda y asociaciones, con conocimientos similares que tengas en tu corteza cerebral, almacenados como memoria de larga duración.

6. Utiliza una libreta, nunca hojas sueltas que se te puedan perder.

7. Enumera las páginas de tu libreta de notas y deja las primeras dos o tres hojas para que confecciones un índice.

8. Crea un Índice del tópico de las notas y anota el número de la página donde la confeccionaste.

Así te será fácil localizarla cuando hayan pasado

algunas semanas y quieras revisarla para el examen.

9. Si quieres ser más preciso encabeza tus notas con las fechas en que las confeccionaste.

10. Crea una metodología para confeccionar las notas, este aspecto es muy personal, yo te recomiendo:

La fecha.

El Titulo.

La Idea Principal.

Las Ideas Secundarias.

Comentarios.

Vocabulario.

Preguntas.

Objetivo de este esquema: organizar la información que estudias y vas a resumir en tus neuronas, formando circuitos, de forma tal que te sea fácil memorizarla.

Tú puedes quitar o añadir aspectos, pero utiliza siempre la misma secuencia metodológica.

Con estos pasos estas creando conexiones organizadas con tus neuronas.

11. Trata de captar la idea principal y las secundarias.

12. Recuerda que: El autor escribe las ideas principales y las complementa con otros contenidos que los emplea para explicarlas, aclararlas y ampliarlas.

13. Tienes que estar absolutamente seguro de que tus notas cubren exactamente la idea principal que quieres extractar y de una forma clara y precisa.

14. Es probable que el libro de texto no sea tuyo, por lo tanto provéete de un lápiz, lapicero o resaltador que se puedan borrar.

15. Subraya con doble línea o color rojo las ideas principales y con una línea o color azul las secundarias.

16. Puedes utilizar en tus notas para destacar aspectos importantes:

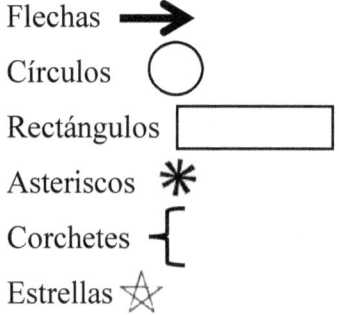

Flechas

Círculos

Rectángulos

Asteriscos

Corchetes

Estrellas

u otros signos con los que estés familiarizado y que tengan una representación en tu mente. Te van a servir para que cuando las leas hagas asociaciones mentales con ellos y entiendas su importancia.

17. Trata de subrayar el menor número de palabras. Desecha toda información que no consideres básica.

18. Recuerda aquello que el maestro te explico en clase, trata de buscarlo en el libro y subráyalo.

19. Subraya aquello que te responda alguna pregunta.

20. Cuando subrayas o resaltas, presta atención, razonas y fijas conceptos en tu hipocampo donde se almacenan conocimientos recién adquiridos.

21. Pon énfasis en fechas, nombres, eventos, definiciones, palabras con letras negritas o itálicas.

22. Los conceptos importantes que escribas es la medula de los conocimientos que tienes que memorizar.

23. Se supone que los conceptos con doble línea o color rojo son los que debes memorizar.

24. **Lee el tema por segunda vez** y ve anotando en tu libreta los aspectos subrayados o coloreados que destacaste en la primera lectura.

25. Escríbelo con letra clara y redacción comprensible.

26. No utilices abreviaturas que después no sepas identificar lo que quiere decir.

27. Si existen diagramas y consideras que te ayudan a comprender el tema, si no son extensos, cópialos.

28. Con las partes importantes, intenta confeccionar mapas conceptuales que te ayudan a organizar y relacionar conceptos afines y a conectar las sinapsis de neuronas formando circuitos lógicos.

29. Se breve en la redacción de tus notas.

30. Puedes encabezar las notas con vocablos como:

Recordar:

No olvidar:

Importante:

Muy importante:

Trata de darle un título a cada nota que confecciones.

31. Puedes enriquecer tus notas con ideas, criterios, aclaraciones que te surjan después de haberlas confeccionado.

32. No tomes notas de lo que no entiendas. Primero aclara tus dudas y después confecciona tus notas.

33. Para aclarar dudas, revisa de nuevo el tema, en ocasiones los escritos secundarios son fundamentales para entender los conceptos básicos.

34. Reflexiona cada apunte, precisa mentalmente lo que quieres escribir antes de hacerlo.

35. Asocia las notas con conocimientos anteriores que tienes almacenado en tu memoria, relacionados con esa materia.

36. Organiza las notas de clase, si crees que es necesario dales un orden distinto al que vienen en el libro.

37. Emplea palabras de tu cosecha.

38. A veces te será necesario copiar textualmente el escrito del libro.

39. Copia solo los aspectos principales. No te extiendas.

40. Respeta los signos de puntuación, si los cambias puedes alterar su significado.

41. Siempre deja un espacio entre las notas por si tienes algo que añadir.

42. Si la nota contiene alguna palabra que no entiendes su significado, después de redactarla con ese vocablo, al final en el epígrafe: Vocabulario, escribe la palabra, busca su definición y cópiala y apréndetela.

43. Puedes dibujar algo relacionado con la nota.

44. Evita copiar párrafos, solo palabras claves y oraciones cortas.

45. Relee de nuevo la nota y si te acuerdas de datos importantes relacionado con ella, amplíala.

46. Recuerda que: Las notas tomadas del libro son para estudiarlas, no para almacenarlas.

47. Cuando finalices de escribir todas tus notas, borra con cuidado todo lo subrayado en el libro.

48. Una vez terminadas, lee las notas y organízalas con una secuencia lógica que es la manera cómo funcionan tus neuronas.

49. Léelas en voz alta.

50. Repásalas con frecuencia para trasladarlas de tu memoria de corta duración en el hipocampo a tu

corteza cerebral en forma de memoria de larga duración.

51. Estudia las notas hasta que las consideres aprendidas, es decir cuando seas capaz de explicarlas con tus propias palabras.

52. Anota todo aquello que no entiendes y pregúntaselo al día siguiente en la escuela a tu maestro, escríbelo sus aclaraciones

53. y enriquece las notas cuando llegues a tu casa.

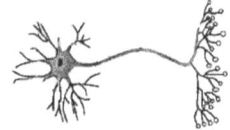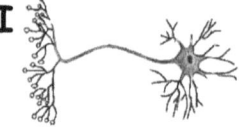

CAÍTULO XIII

LA NEURONA

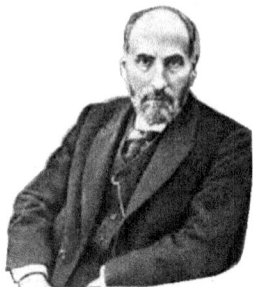

"Es preciso sacudir enérgicamente el bosque de las neuronas cerebrales adormecidas; es menester hacerlas vibrar con la emoción de lo nuevo e infundirles nobles y elevadas inquietudes."
Santiago Ramón y Cajal (1852- 1934) médico español.

Cajal, especializado en histología y anatomía-patológica, que con infinita inquietud y afán de penetrar en las desconocidas estructuras del cerebro humano, descubrió la neurona y se percató de que era la encargada de transmitir la información que le llegaba al cerebro. Por este maravilloso trabajo científico fue galardonado con el premio Nobel de Medicina en 1906.

Sería una herejía o una ingratitud inconmensurable, que no le dediques unos minutos para conocer como está constituida y su funcionamiento, a esta parte de tu cerebro que te permite captar la información que el maestro te trasmite en clase o durante tus horas de estudio, responder las preguntas en el aula, en los exámenes, hacer las tareas en clase o en la casa, en fin, instruirte para ser un ciudadano útil y valiosos para la sociedad y el país.

Porque a fin de cuentas si preguntamos:

¿Cómo aprende el estudiante?

Y respondemos: con el cerebro, todavía pudiéramos continuar siendo injustos y debiéramos restringir un poco más esta respuesta debido a que tu no aprende con el hipotálamo, ni con la glándula pituitaria, ni la pineal, ni núcleo caudado, ni putamen, ni cuerpo calloso, ni globo pálido, y no voy a cansarte, con otras estructuras que contiene el cerebro, pero que no tienen una intervención directa en el proceso del aprendizaje.

La relación más íntima con el cerebro, la estableces con las neuronas, esas son tus amigas, tus colaboradoras, tus ayudantes, tus auxiliares y toda tu actividad psíquica y mental relacionada con tu condición de estudiante, se la debes dedicar a estas fantásticas y maravillosas estructuras. Tienes que respetar el orden jerárquico en que está construido tu cerebro para desempeñar su función de aprender y su negación o no tenerlo en cuenta, constituye un verdadero pecado intelectual.

Si planificas estudiar, debes pensar en las neuronas, si realizas alguna actividad docente en el aula, debes concentrarte en las neuronas. Cuando comenzaste a educarte en la escuela, sin saberlo y sin quererlo, hiciste un pacto de honor y lealtad con tus neuronas, juramentastes un compromiso moral de dedicar tu vida de estudiante a trabajar con las neuronas.

Y el ignorarlo no te libera de esta honorable obligación, no te exime de esta digna responsabilidad docente y si tu misión educativa es laborar con ellas, lo menos que puedes hacer es conocerlas, familiarizarte y documentarte de sus características, de sus gustos, de su anatomía, de cómo funcionan, de cómo obtener el máximo posible de efectividad en tu desempeño con ellas y cuáles son sus limitaciones.

Una de las cosas que más me llama la atención de esta célula, es su modestia nadie la alaba, pasa inadvertida, tu o no sabes que las lleva en el cerebro o las ignoras supinamente y cuando quieres aprenderte una lección, no piensas en ellas, ni les reconoces su participación. Ingrato papel tiene que desempeñar.

Y a pesar de desconocer su importancia, realizan su trabajo con humildad y dedicación y cuando no lo realiza adecuadamente, aun sabiendo que no es su culpa, no te

reclama responsabilidad, ni al maestro, ni a tus padres que
genéticamente las engendraron con las características que
poseen: excelentes, buenas, deficientes o incompetentes.
En mis reflexiones sobre esta célula, me sorprende cómo es
posible que una estructura tan sencilla sea capaz de realizar
una función tan compleja.
Su principal ocupación es recibir la información del
maestro o del estudio, procesarla y trasladarla en forma de
impulsos electroquímicos que excitan a otras neuronas.

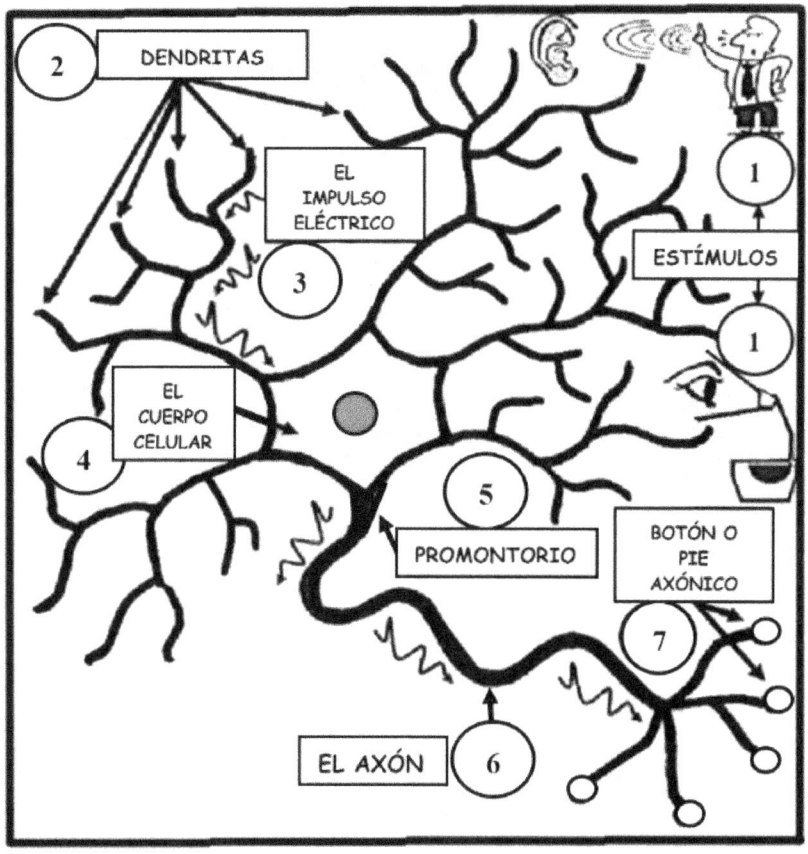

1. Los estímulos de los órganos sensoriales visual y auditivo.
2. Son captadospor las dendritas.
3. Convirtiendose en impulsos eléctricos.
4. Que se transmiten al cuerpo celular
5. Y se trasladan e integran en el promontorio del axón.
6. Y si alcanzan mivel adecuado, se dispara un potencial de acción que se trasmite a través de todo el axón
7. Hasta su porción terminal o botón axónico.

Las neuronas tienen tres características que es importante conocer:

1. No se reproducen

2. Después de los 20 años de edad, se calcula que se pierden unas 50,000 neuronas diarias.

3. Son muy sensibles a la falta de oxígeno. Una anoxia de más de tres minutos, las destruye.

En realidad, una neurona se compone de cuatro partes fundamentales:

1. Dendritas

2. Cuerpo celular

3. Eje de axón

4. El axón terminal, botón axónico o pie terminal.

1. **Las dendritas** (palabra que proviene del idioma Griego y significa "árbol") son prolongaciones del cuerpo celular, que se abren en forma de ramas de árboles y se comportan como antenas para recolectar las informaciones provenientes del maestro o el estudio, a través de otras células nerviosas.

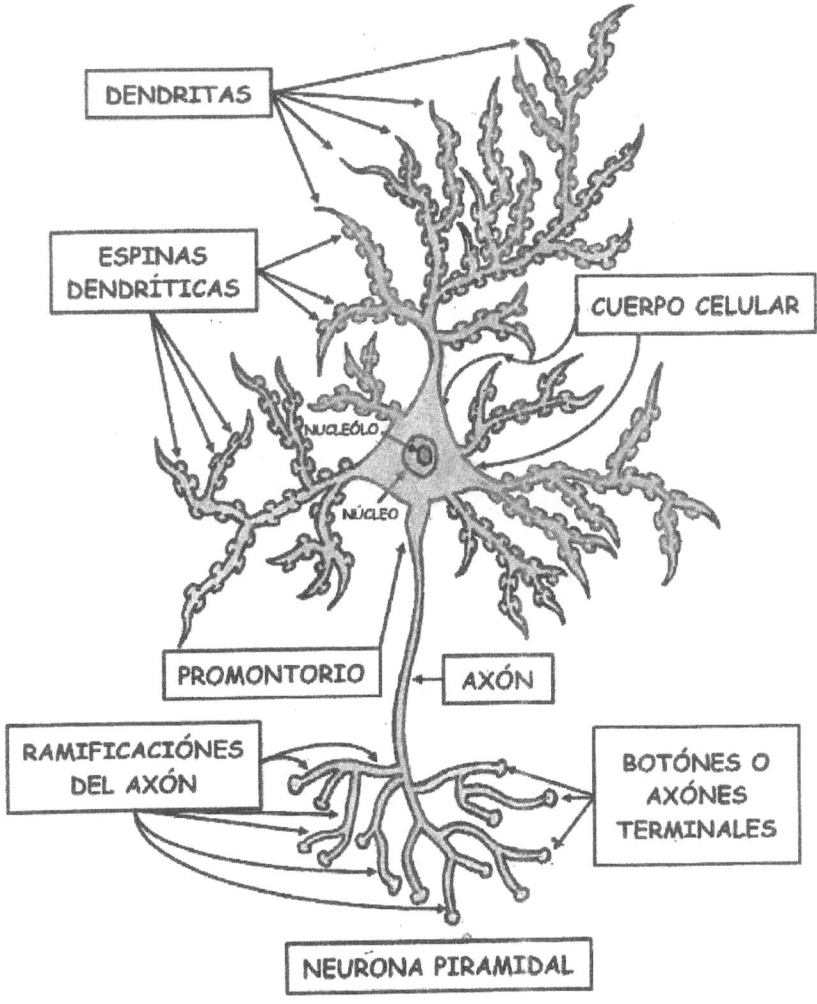

2. **El cuerpo celular o soma** es la parte más voluminosa de la célula. Al igual que las demás estructuras, está rodeada por una membrana y en su interior contiene el citoplasma en el cual se encuentran el núcleo, una estructura esférica que contiene el DNA con los genes, que dirigen la actividad de la neurona.

En el núcleo es el lugar donde se elabora la energía que le permite realizar sus actividades, pero no está estructurado para llevar a cabo una división celular, impidiéndole su reproducción.

3. **El axón** también es una prolongación del cuerpo celular y cuya función es transmitir el estímulo llevado por las dendritas hasta el soma y conducirlo hasta su extremidad distal o botón.

Los axones de las neuronas del cerebro están rodeados de mielina, cuya función es sostener, proteger, aislar y alimentar las células nerviosas.

4. **El axón terminal.** Al final del axón, llamado botón sináptico o pie del axón, existen unas **vesículas sinápticas** que contienen los **neurotransmisores** o **mensajeros químicos**, cuya función es recibir la información y transportarla a través del espacio sinaptico hasta las dendritas de la próxima neurona. Cada neurona establece de 1,000 a 10,000 sinapsis.

Es bueno señalar que nuestra muestra de admiración y agradecimiento no se deben limitar tan solo a las neuronas, sino también a la propiedad física que poseen de ser capaz de **generar energía eléctrica o flujo de electrones**, debido a estar constituidas por átomos y estos a su vez de electrones con cargas eléctricas negativas, protones con carga eléctrica positiva y neutrones sin cargas eléctricas.

En condiciones basales, las neuronas están rodeadas de átomos de sodio (Na^+) con cargas eléctricas positivas y dentro de ellas, aunque posee átomos de potasio (K^+) con cargas positivas, el resto de los elementos que contiene como las proteínas, tienen a predominio, cargas negativas. Esta característica, átomos de Na^+ fuera de la célula (en el espacio extracelular) y átomos de K^+ dentro de la célula (espacio intracelular), pero en general con predominancia de cargas negativas por el contenido de proteinas, le confiere a la neurona un equilibrio eléctrico, porque los átomos de diferentes cargas eléctricas se repelen.

Esta particularidad de equilibrio en la distribución de las cargas eléctricas de los átomos le confiere un estatus que se denomina: **Potencial Eléctrico de reposo**.

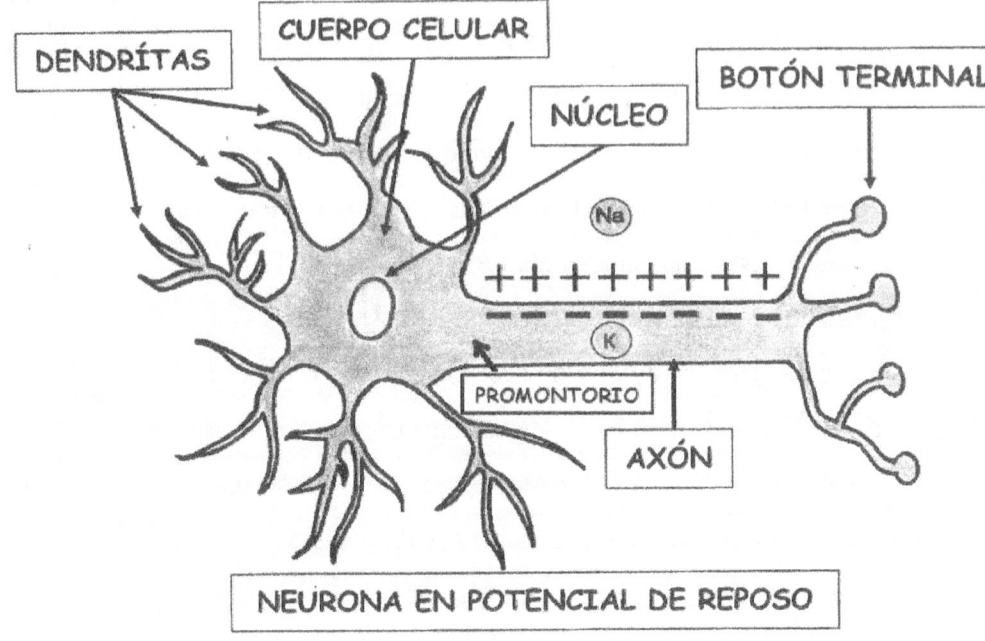

DENDRÍTAS

CUERPO CELULAR

NÚCLEO

BOTÓN TERMINAL

Na

+ + + + + + + +

K

PROMONTORIO

AXÓN

NEURONA EN POTENCIAL DE REPOSO

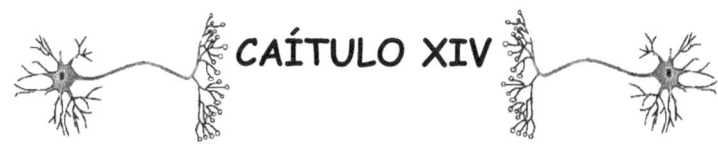

CAÍTULO XIV

¿CÓMO SE TRANSMITE LA INFORMACIÓN OBTENIDA MEDIANTE EL ESTUDIO O DEL MAESTRO DENTRO DEL CEREBRO DEL ESTUDIANTE?

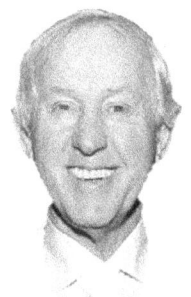

"Solamente puedes aprender si tú mismo te abres a diferentes fuentes de información."

Francis Asbury Tarkenton (1940-) is a former National Football League (NFL) quarterback, television personality, and computer software executive.

La **información transmitida** por el estudio o el maestro: sonora (auditiva), lumínica (visual), química (gustativa), gaseosa (olfativa), espacial (táctil) llega al alumno hasta algún **receptor de los órgano de los sentidos** provocando **estímulos**, los cuales tienen como función, transformar la energía auditiva, visual, gustativa, olfatoria y táctil en **impulsos nerviosos** que viajaran hacia sus respectivas áreas en la corteza cerebral donde son recibidos por las dendritas de las neuronas con el fin de procesarlos.

Una vez recibidos los estímulos nerviosos por las dendritas, son trasladados al cuerpo celular y de ahí al promontorio o inicio del axón donde ya sabemos que posee un Potencial de Acción de Reposo dado por cargas eléctricas a predominio positivo en su exterior debido a los iones de sodio y una supremacía de iones con cargas eléctricas negativas dentro del axón, a pesar de los iones de potasio que posee con cargas positivas. Se ha calculado que la carga eléctrica de una neurona en reposo es de aproximadamente unos -75 milivoltios.

Este estimulo provoca en la membrana del axón la apertura de pequeñas aberturas que se denominan canales, las cuales permiten la entrada en grandes cantidades de sodio y la salida de potasio, invirtiéndose la polaridad (tendencia de las moléculas a ser atraídas o repelidas por cargas eléctricas) en el interior del axón y de negativo pasa a positivo.

El potencial de acción responde a la ley de todo o nada, es decir, para que tenga lugar necesita de un estímulo informativo que llegue al nivel necesario para que produzca

estos cambios en la membrana del axón que permitan el
flujo de iones y las inversiones de la carga eléctrica. Para la
neurona este umbral de reacción que da inicio a un
Potencial de Acción en el axón se ha calculado

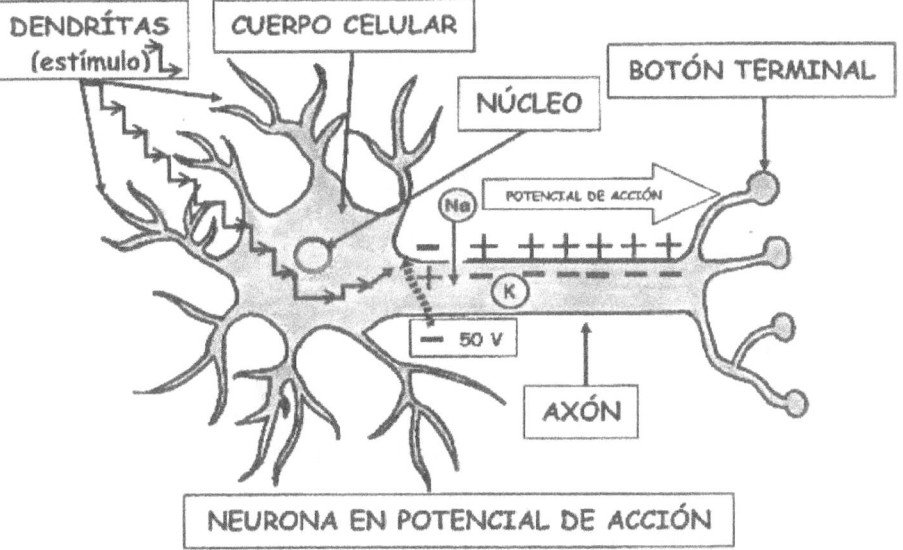

NEURONA EN POTENCIAL DE ACCIÓN

en unos 50 milivoltios y su traslado hacia la extremidad
distal se realiza a una velocidad de unas 200 millas por
hora.

Si no eres capaz de estudiar con las características
necesarias para lograr rebasar estos requisitos de tiempo e
intensidad, tus esfuerzos para "aprender" serán inútiles.

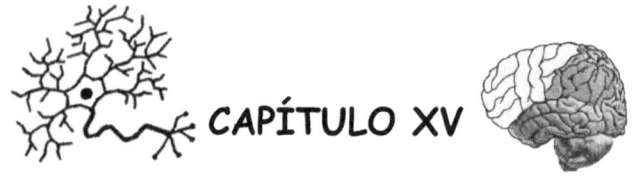

CAPÍTULO XV

EL ESTUDIO. ACTIVIDAD IMPRESCINDIBLE EN EL PROCESO DE APRENDIZAJE DEL CEREBRO DE LOS ESTUDIANTES.

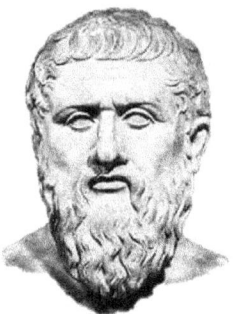

"Estudia! no para saber una cosa más,
sino para saberla mejor."
Lucio Anneo Séneca (4 a. C. - 65 d. C.)
Filósofo, político, orador y escritor romano.

Antes de comenzar a desarrollar este tema es indispensable que te diga un concepto muy importante: **tu cerebro aprende estudiando,** no existen ningún otro procedimiento capaz de llevar hasta tu cerebro, los conocimientos impartidos por el maestro en el aula o leídos en el libro de texto o notas de clase, que el estudio. **El maestro en el aula te informa, orienta y supervisa y tú en la casa estudias y aprendes.**

Sin embargo, es necesario llevar este criterio también hasta las neuronas de algunos padres que consideran que las actividades docentes terminan con el timbre de salida de la escuela o con la tarea de clase en la casa y no conciben a sus hijos aislados en sus cuartos estudiando un libro o las notas de clase durante por lo menos una hora al día.

Pero si hasta aquí es preocupante, no estaría satisfecho hasta decir que, aún algunas autoridades escolares pudieran no tener, alguna intranquilidad por el estudio de los alumnos y no albergar dentro de sus tareas el exhortarlos a que lleven a cabo esta labor intelectual esencial para complementar las jornadas colegiales, escogiendo como aliados fundamentales y leales, a los padres. Pero no sólo intranquilizarse, sino ocuparse y en alguna medida insistir porque **la cumplimenten de manera científica y metodológica siguiendo los patrones utilizados por el cerebro para desempeñar esa función.**

Por este motivo, se hace necesario que se organice e introduzca en el currículo de los estudiantes, un cursillo titulado: "Como estudiar de acuerdo a la forma de aprender del cerebro", provisto de su respectivo manual.

Debes saber que las estructuras del cerebro tienen que seguir, con la información transmitida, un ritual, un orden. En principio no se debe vulnerar la secuencia de eventos necesarios para procesar con éxito los conocimientos recién adquiridos y es fácil percatarse que estás obligado a seguir

una metodología racional para lograr con éxito este objetivo: aprender.

No puedes clasificar aquello que no has entendido, ni reflexionar algún asunto cuyo contenido no hayas identificado. De aquí la importancia de que te suscribas a un ordenamiento mental lógico.

Bien, demos por sentado que en tu clase te proveíste de los conocimientos básicos necesarios para **continuar procesándolos mediante el estudio en tu casa** y los transportaste en tu cerebro o en la mochila en forma de notas de clase, el libro de texto o cualquier otro material idóneo para los fines que persigues: **aprendértelos**.

Ya en la casa, tu función es estudiártelos, para lo cual, si pretende obtener de esta fundamental actividad, resultados exitosos, se requiere un método acorde con los principios en que se basa tu cerebro para procesar la información que le vas a trasladar, A continuación, te describo la que te aconsejo, por supuesto que está sujeta a modificaciones y aportes que la enriquezcan y la hagan más efectiva.

1. EL ESTADO DE ÁNIMO.

Este es un aspecto importante, debiendo predominar el interés, la perseverancia, el tesón y la voluntad por aprenderte el tema que te corresponde estudiar. Si no te propones y dispones a estudiar a conciencia, aunque tengas todas las condiciones necesarias para hacerlo a la máxima expresión, no serás capaz de aprenderte ni un ápice de los conocimientos que debías asimilar.

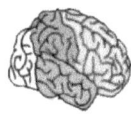

2. SOLICITA COOLABORACIÓN A LOS HABITANTES DE LA CASA.

Todo el personal de la vivienda deber estar alertado e imbuido de la importancia que tiene la actividad que estás realizando y deben contribuir a que se efectúe con la calidad más óptima posible, bloqueándote todo tipo de interrupción.

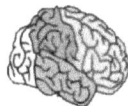

3. ESTUDIA PREFERIBLEMENTE CON OTRO ALUMNO.

En mi opinión, no basta ni es suficiente tu participación en las actividades docentes escolares del maestro, en esos momentos, el cerebro que más plasticidad lleva a cabo es el del maestro, recuerda que plasticidad es **la capacidad que tiene tu cerebro de llevar a cabo las distintas funciones para las cuales fue diseñado.** Se hace necesario que el estudiante actúes activamente en las mismas: tomes notas, preguntes, razones y después estudies el tema transmitido por el maestro, **en tu casa.**

Un estudiante que no estudia, no puede aprender. Para

almacenar los conocimientos en tu memoria de larga duración (aprender) es necesario que tomes parte de forma personal en el estudio de la información que quieres asimilar y retener. Tienes que estimular y ejercitar las neuronas de tu cerebro con los conocimientos que quieres adquirir, porque está demostrado científicamente que en la misma medida en que el cerebro es más utilizado, se producen en sus neuronas más dendritas, más robustas, se establecen más conexiones y las sinapsis se fortalecen estructuralmente fabricando proteínas, creándose circuitos bien establecidos.

Por todo lo dicho, consideramos beneficioso que estudies con un compañero, para tener la posibilidad de interactuar con él, de ser más activo con la información a memorizar, conversar sobre el tema, preguntar, plantear dudas, corregirse errores de conceptos, todo lo cual sería imposible hacerlo encerrado en tu cuarto, acompañado exclusivamente del libro de texto o de las notas de clase.

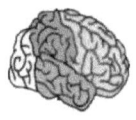 ## 4. SELECCIONA UN MEDIO AMBIENTE ADECUADO.

Este aspecto es fundamental, no debe ser subestimado, pues se está buscando un lugar que garantice la estimulación más óptima de los órganos de los sentidos que durante el estudio van a ser la vista y el oído si lees en voz alta y su procesamiento sin interferencias, por las neuronas del cerebro

Debe ser un local con privacidad, aislado, al cual estés acostumbrado a utilizar para estos fines y en el que impere un silencio sepulcral. Dotado de una iluminación y temperatura apropiada. Retirado lo más lejos posible de las habitaciones más utilizadas en la casa, aislado de ruidos foráneos: el teléfono, la radio, el televisor, conversaciones y otras posibles interrupciones que interfieran con los mecanismos de tu organismo para crear circuitos adecuados en tu cerebro con los conocimientos que estás adquiriendo. Un cartel preventivo en la puerta: "Favor no molestar, persona en actividad intelectual", sería conveniente.

El cuarto debe tener un baño cerca y estar provisto de termos con agua, café u otro tipo de líquido, vasos y un cesto de basura.

5. EL MOBILIARIO.

Debe ser el que mejor se adapte a tus costumbres y necesidades. El ideal es un escritorio amplio que te permita colocar el libro de texto o la libreta de notas de clase, otra libreta y un bolígrafo para escribir resúmenes, hacer dibujos, mapas de conceptos, diagramas o cualquier otro procedimiento que le facilite a tu cerebro elaborar la información y establecer circuitos de neuronas.

El buro puede estar provisto de una computadora con una conexión a internet.

El complemento del buro es una silla, cómoda que se adapte a tu configuración corporal y gustos particulares.

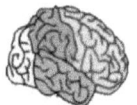

6. LA VESTIMENTA.

Debe cumplimentar la siguiente premisa: aquella con la que más confortable te sienta. Debes evitar el uso de ropa ajustada o de tejido caluroso y zapatos apretados.

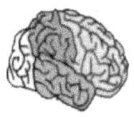

7. PLANIFICA UN HORARIO DE COMIENZO Y DURACIÓN DEL ESTUDIO.

Por supuesto que no debe ser al estilo militar, pero en lo posible, debes tener más o menos un patrón de conducta fijo.

En este aspecto debe intervenir tus costumbres e inclinaciones y la de tus familiares (horario del baño, de distracción, comidas y ejercicios). En mi opinión, las 6 de la tarde es un buen horario de comienzo, después de haber terminado la jornada escolar a las 2 y 20 y haber arribado a la casa más o menos a las tres de la tarde. Descansas unas 3 horas y emprendes el estudio con una prolongación de una o más, de acuerdo con las necesidades académicas que tengas. Si el esquema escogido es de una hora, es conveniente que descanses unos 5 minutos a la media hora de haber comenzado. Y si la selección es de más de una hora asígnate un receso de unos 10 minutos a la hora de haber empezado. El principio general a cumplimentar es que tu cerebro necesita descansar para organizarse y procesar el tema estudiado.

Es indispensable que dediques el tiempo necesario para estudiar la materia que tiene que vencer, de acuerdo con la longitud y la complejidad que esta tenga.

Si te percata que el tiempo de duración que le dedicas al estudio es insuficiente, es aconsejable prolongarlo.

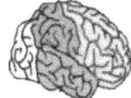

8. EL ESCUCHAR MUSICA.

La utilización de oír música mientras estudias **es opcional** en dependencia de la complacencia y costumbre que tengas.

En general se señala que ayuda al cerebro del estudiante a atender y concentrarse en el estudio, atenúa cualquier interferencia externa: rudos y conversaciones, o interna: distracciones mentales.

Se recomienda que sea instrumental, lenta y a un nivel de volumen bajo.

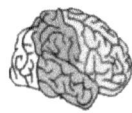

9. PRÉSTALE ESPECIAL ATENCIÓN A ESTA ACTIVIDAD.

Atender es aplicar conscientemente, todo tu potencial

intelectual a la actividad del estudio.

La atención es una parte indisoluble del mecanismo de adquirir conocimientos por parte de tu cerebro. Si no atiendes: cuando estás atravesando una calle, puedes seguramente, ser víctima de un accidente; si estás viendo una película, no la entiendes; cuando te hablan, oyes, pero no escuchas y cuando estudias, no aprendes.

Mediante la atención, tu cerebro puede efectuar un proceso discriminativo más efectivo a nivel del tálamo cerebral, encargado de recibir, clasificar y filtrar los estímulos que recibes de los órganos de los sentidos, desechando los secundarios y enviando los primarios al hipocampo para procesarlos y decidir cuales enviar a la corteza cerebral como memoria de larga duración.

Tú tienes un sinfín de opciones en donde fijar la atención, el dominarla y lograr que se dirija exclusivamente hacia el tema de estudio, en el cual estás interesado de captar, es uno de tus primordiales objetivos.

La atención es la responsable de la calidad con que vas a desencadenar o iniciar el proceso cognitivo, es el motor de arranque de esta importante actividad, pero además también va a dominar el timón para conducir tu mente y regularla durante las horas de estudio.

Una vez que has puesto en estado de alerta tu atención, tu

próximo objetivo es concentrarla en el tema a estudiar, aislándote de cualquier posible disgregación y por supuesto mantenerla y estabilizarla durante el tiempo que permanezcas estudiando.

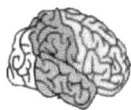 ## 10. LECTURA DEL MATERIAL A ESTUDIAR.

La lectura es una de las tareas más importante que realizas para adquirir conocimientos. No existe en la historia de la humanidad un alumno que haya podido aprender conocimientos intelectuales sin nunca haber leído.

Es decir, la maquinaria más poderosa que puedes emplear para adquirir conocimientos es la lectura, esto no lo dudes.

Existen diversos tipos de lectura, la que empleas para estudiar tiene como objetivo el trasladar las ondas electromagnéticas de la luz que se refleja en las letras del tema contenido en el libro a tus órganos de la visión, y de ahí al lóbulo occipital de tu cerebro para procesar el conocimiento haciendo conexiones con otras áreas del mismo con el fin de memorizarlo y poderlo recuperar si está dentro del contenido de alguna prueba o examen y así poder aprobar la asignatura.

Claro esta que esta labor a su vez te deja huellas en tu cerebro, te ilustra y te aporta cultura. Ahora bien, de acuerdo al método que utilices para leer dependerá las calificaciones con que apruebes la asignatura.

En este manual te recomiendo un método que esta explicado en un capítulo, el cual te puede ser útil.

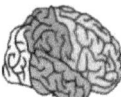 ## 11. MEMORIZAR O APRENDER.

Al arribar a esta etapa del estudio, el alumno necesita instruirse como memorizar aquellos conceptos esenciales que el maestro le ha orientado en el aula o él ha detectado en el libro de texto o sus notas de clase y que son fundamentales para incrementar su nivel cultural básico o para ser utilizado en alguna prueba periódica o examen final de la asignatura que está cursando.

Podemos definir la palabra "**memorizar**" como **la propiedad del cerebro mediante la cual el alumno almacena, conserva, actualiza y utiliza la información aprendida.**

También podemos decir que **es la capacidad que ha adquirido su cerebro de activar conexiones de circuitos de neuronas previamente establecidos que le permitan repetir, explicar, relatar, ajustándose a la realidad, el material didáctico asimilado y procesado con anterioridad.**

Aprender es establecer, con los conocimientos recibidos por los órganos de los sentidos, circuitos de neuronas en la corteza cerebral, que han llevado a cabo cambios permanentes en el número y estructura de sus neuronas y sinapsis, albergando una memoria de larga duración.

Cuando un texto es estudiado correctamente las proteínas elaboradas en el núcleo celular se incrementan y son enviadas hasta el enfrentamiento de una neurona con otra (sinapsis) con el fin de "consolidar" este espacio sináptico y esas proteínas permanecerán más o menos tiempo, de acuerdo con la calidad con que se llevó a cabo el procesamiento cerebral de la información recibida.

Una vez que un alumno se aprende una materia, un conjunto de células nerviosas (neuronas) de su cerebro forman con dichos conocimientos un circuito permanente, que posee la capacidad de responder a estimulo mentales (recordar), cuando el alumno desea utilizar de nuevo estas nociones.

Estas instalaciones de neuronas, facilitan la conducción de la demanda intelectual a través de las dendritas (que han aumentado en número y conexiones), de los axones (que han mejorado su constitución) y de las sinapsis que han consolidado con proteínas sus configuraciones, es decir, la excitación informativa se realiza por vías ya "sólidamente pavimentadas" y el proceso a nivel de las sinapsis (liberación de neurotransmisores), es reconocido y llevado a cabo con más eficacia, gracias a la metodología utilizada por el estudiante durante el estudio.

Pero la creación, en la corteza cerebral de una estructura de conocimiento como la que acabamos de describir, no cae del cielo como el maná o manjar milagroso con el que Dios alimento a los israelitas en el desierto, para construirla se necesita de un esfuerzo intelectual y de técnicas idóneas para lograrlo, se requiere voluntad e inteligencia.

Se han descrito innumerables recursos o herramientas intelectuales para lograr este objetivo, yo sólo le mencionare ocho que considero importantes, sin menospreciar las ausentes, a reservas que ustedes las incrementen o amplíen.

11.1. Repita el ejercicio del estudio varias veces seguidas.

Ya los circuitos de conocimientos fueron construidos, ahora se necesita fortalecerlos, consolidarlos y para lograrlo le corresponde al alumno repetir la metodología seguida con el material estudiado, repetirla y volverla a repetir, tantas veces como sea necesario o mejor dicho, como sea posible, sin convertir este proceder en una actividad aburrido o tediosa, ni automática o mecánica, sino consiente de que esta diligencia es necesaria para fijar los conocimientos en las estructuras cerebrales que albergan con beneplácito y celo los archivos contentivos con la información adquirida, nuestro objetivo es fortalecerla, hacer que se posesionen de un sitio anatómico cortical idóneo para estar disponible cuando el alumno requiera de su uso.

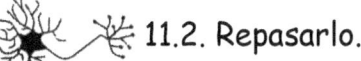 ## 11.2. Repasarlo.

No siempre un conocimiento se lleva a la memoria de larga duración en un día a través de las neuronas. Para establecer un camino seguro, bien trazado, sin baches, es indispensable releerlo, revisarlo cada cierto tiempo, para percatarnos que lo hemos entendido en su totalidad y almacenado de manera adecuada, o que tal vez nos falta insistir en algún aspecto en el que debemos profundizar e insistir.

Estas nuevas lecturas deben seguir un patrón secuencial lógico y racional, cada actividad de revisión es necesario que se ajuste a un esquema similar al que utilizo el primer día para aprendérselo.

Recuerde que está construyendo en su cerebro, con sus neuronas, circuitos de conocimientos conectando sus dendritas a los axones por medio de sinapsis y mientras más similitud tenga la tarea de revisión, es más evidente que esta labor se realizara empleando las conexiones ya establecidas, fortaleciendo su configuración lo cual permite que la información viaje con calidad suprema y su recuperación se obtendrá con facilidad.

11.3. Practicarlo.

Cierre los libros, las libretas de notas y repítalo textualmente o con sus palabras, aportándole expresiones y conceptos de su propia iniciativa. Explíqueselo a un amigo, comparta comentarios sobre el tema con sus familiares, grábelo en un casete o CD y escúchelo tantas veces como le sea posible.

Deje trascurrir unos días e intente traerlo al presente otra vez, si necesita ayuda de una nota de clase o de un libro o preguntar, no tenga pena y solicítela, este ejercicio enriquecerá sus conocimientos y remodelara los circuitos neuronales.

Estas actividades son fundamentales **para conectar, consolidar y reforzar las vías neuronales** permitiendo ubicar los conocimientos en la memoria de larga duración y recuperarlos cuando nos sea imperioso hacerlo.

Si bien es cierto que un alumno de educación primaria, secundaria o pre-universitaria no tiene entre sus actividades estudiantiles el estar al tanto de los elementos relacionados con la memoria, si considero necesario que conozca los elementos básicos de cómo funciona, cuáles son sus características y qué papel desempeña en el proceso de aprendizaje del cerebro y qué métodos debe emplear para que les sea más fácil memorizar la materia que está estudiando.

Un estudiante no puede aspirar a memorizar toda la materia que el maestro le enseño en un turno de clase o el capítulo que leyó en el libro de texto conteniendo varias páginas, tiene que poseer la capacidad y el don de elegir o seleccionar cuáles son los conceptos básicos y fundamentales que debe escoger para almacenarlos en su memoria permanente, con el fin de recordarlos cuando les hagan falta, bien sea en un examen o en la vida diaria.

11.4. Deje pasar unos días y trate de recordarlo mentalmente.

¿Qué intentamos con este procedimiento?
Ejercitar los circuitos que suponemos se han establecidos, ponerlos a trabajar, bajo el principio de que "órgano que no funciona se atrofia".

Es posible que el recuerdo sea parcial y nos veamos en la necesidad de consultar de nuevo el libro de texto para reforzar las sinapsis que quedaron debilitadas y nos hizo el recuerdo vago, o el olvido sea integro, total y tengamos nuevamente que dedicar, con la técnica del estudio, tiempo para reconstruir sinapsis.

11.5. Explícalo con tus palabras.

Una vez terminado de estudiar, intente explicar el tema con sus propias palabras, este ejercicio es de un valor incalculable, pone en funcionamiento las vías nerviosas establecidas, pero de manera innata, original, no sólo proveniente de la actividad intelectual, sino de la misma naturaleza del alumno.

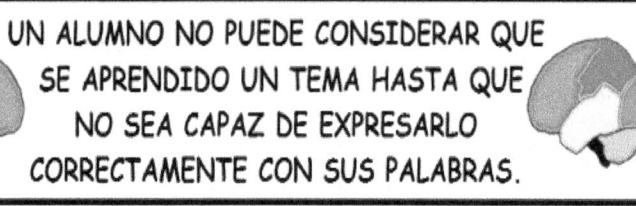

UN ALUMNO NO PUEDE CONSIDERAR QUE SE APRENDIDO UN TEMA HASTA QUE NO SEA CAPAZ DE EXPRESARLO CORRECTAMENTE CON SUS PALABRAS.

11.6. Búsquele relación al tema con su vida personal.

No siempre es fácil, pero en la medida de lo posible trate por todos los medios de encontrarle una vinculación con su existencia en este mundo.

Es evidente que aquellos temas que se relacionan con nuestros intereses particulares, construyen mejores circuitos con las neuronas en nuestro cerebro y son más fáciles de memorizar y más difíciles de olvidar.

11.7. Trata de encontrar ejemplos relacionados con el tema.

Los ejemplos activan nuestra imaginación y contribuyen a una construcción más sólida de los recorridos neuronales. Si estudiamos el tema relacionado con los terremotos y su mecanismo de producción, es evidente que, si lo asociamos al producido en Haití, será de más fácil elaboración en nuestras neuronas al verse impregnado de un matiz emocional vívido mediante los medios de difusión masiva.

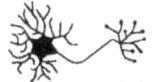 **11.8. Fórmate imágenes mentales con el contenido del tema.**

Enfocate en los detalles mas relevantes, piensa en ellos e imaginatelos como un cuadro, figura o episódio, adornalos con elementos de tu fecunda imaginación y si lo consideras posible plasma tus fantasías mentales del texto en un dibujo, sin importar la calidad del mismo.

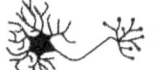 **11.9. Utiliza recursos mnemotécnicos.**

Es una estrategia o procedimiento de asociación, principalmente de ideas, utilizado durante el estudio que le permite al estudiante memorizar y recuperar el material aprendido con más habilidad.

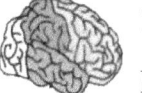 **12. DORMIR.**

Está científicamente demostrado que el sueño desempeña un papel activo en la consolidación de la memoria. Y es conveniente resaltar que para que el sueño participe en el fortalecimiento de la memoria, tiene, como requisito indispensable, que existir el conocimiento en el cerebro, es decir el estudiante durante el día, debe estudiar, demostrar interés en memorizar y repasar el material que desea conservar almacenado.

El dormir no puede ayudar a memorizar el tema que no existe en el cerebro o que se leyó superficialmente, es necesario crearle las condiciones necesarias durante el estado de vigilia, para que sea procesado mientras pernoctamos.

Recientemente se ha descubierto que mientras el estudiante duerme, el hipocampo lleva a cabo una revisión del tema estudiado durante el día y de acuerdo con el interés y la profundidad del contenido leído, toma la decisión de que debe enviar y almacenar en la memoria de larga duración en la corteza cerebral y que parte debe desechar.

13. RECORDAR.

Esta es la fase final del proceso del conocimiento. Quisiera realzar mi criterio de que un alumno no aprende nada que no sea capaz de ubicar en su memoria de larga duración y **RECORDARLO,** así, con letras mayúsculas para darle todo el énfasis que quisiéramos conferirle a esta inapreciable actividad del cerebro.

Recordar es recoger de distintos lugares de la corteza cerebral las informaciones relacionadas con nuestras necesidades, para integrarlas y traer al presente el resultado de esta actividad.

Si el alumno no puede utilizar los conocimientos estudiados, en un examen o conversación de la vida diaria, esto significa que no se los aprendió, porque en mi concepto, repito, **aprender es almacenar un conocimiento en la memoria permanente y emplearlo cuando le sea necesario**.

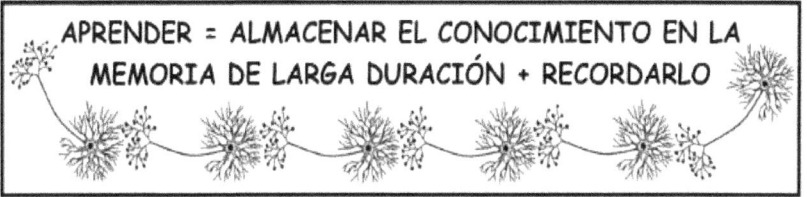

APRENDER = ALMACENAR EL CONOCIMIENTO EN LA MEMORIA DE LARGA DURACIÓN + RECORDARLO

El poder acudir a los conocimientos que se tienen en la memoria de larga duración y lograrlos recuperar para usarlos, es una de las funciones más importantes del proceso del conocimiento que tienen lugar en el cerebro de un estudiante.

Existen diversos factores que interfieren con la capacidad del estudiante para recordar o equivocar una información, entre estos está:

1. Calidad con que fue almacenada.

2. Similitud con otros conocimientos acumulados.

3. El tiempo que lleva la información guardada sin utilizar.

4. La tensión emocional interfiere con el funcionamiento de la memoria.

Y menos probable en un estudiante:

5. Deterioro de las conexiones neuronales establecidas por la edad.

6. Perdida de la calidad anatómica de las sinapsis con el transcurso de los años.

Para recordar se necesitan estímulos externos e internos a través del pensamiento o de la imaginación que activen los circuitos de neuronas por medio de enlaces asociativos.

Brindándole una "pista" informática al cerebro o estimulo, se puede desencadenar una actividad (aprendida) y que teníamos dificultad para recordarla.

Ningún conocimiento almacenado en el cerebro de un estudiante posee una sola vía para localizarlo y aunque tenga varios circuitos y sitios de almacenamiento, cuando se lleva a cabo su recordación, esta se realiza de forma integral.

Recordar conocimientos (memoria semántica, declarativa o expositiva) es una de las diligencias mentales que con más frecuencia el alumno lleva a cabo, a veces con facilidad y otras con más o menos dificultad.

Este tipo de memoria, la semántica, es la que se relaciona

con las palabras, la música, las caras, los hechos, eventos, y reconocimientos obtenidos durante el transcurso de los días de labor docente en la escuela o en la vida diaria, siendo almacenados en la memoria de larga duración en forma de imágenes o conceptos y que pueden ser recuperados y **expresados con palabras.**

El cerebro de los estudiantes es un complicado terreno de conocimientos que debe periódicamente de sembrar, fertilizar y cultivar para mantenerlo productivo, con frutos intelectuales de volumen adecuado y cosechas abundantes.

14. OLVIDAR

El olvido es la inhabilidad de un estudiante de recordar una parte o todo el tema que supuestamente almacenó en su memoria de larga duración.

Este fenómeno ocurre por distintos motivos:

1. Desapareció por no haber sido utilizado con la frecuencia requerida.

2. Se crearon interferencias en las conexiones nerviosas que se había establecido. Si inmediatamente después de haber leído un concepto, leemos otro que no tiene relación con el primero, pero utiliza palabras similares en alguna parte del texto, esta característica dificulta el poder recordar el primero y a esta peculiaridad, Muller y

Pilzecker la denominaron **"interferencia retroactiva"**.

3. Carecía de importancia para el alumno o no le asigno la que en realidad tenía.

4. No se procesó adecuadamente la información recibida en el cerebro.

5. Después de procesada no se llevaron a cabo los procedimientos para memorizarla y consolidarla descritos en el epígrafe #11.

Los temas que un alumno se aprende diariamente, almacenándolos en su memoria de larga duración, existe la posibilidad de que, con el transcurso del tiempo y su ausencia de empleo en la vida diaria y la adquisición de nuevos conocimientos, se olviden en forma parcial o total y por estos motivos se considera al olvido como una evolución normal del aprendizaje.

Se ha querido dar una explicación a esta eventualidad y se han planteado las siguientes explicaciones:

1. Los circuitos que se establecieron con las neuronas durante la adquisición de conocimientos desaparecieron o se alteraron.

2. Las conexiones que se crearon con las neuronas existen y en realidad no somos capaces de activarlas

con el estímulo necesario para recuperar la información.

En ocasiones los estudiantes quieren recordar un tema que estudiaron y aprendieron y les es totalmente imposible llevarlo a cabo, pero en otras circunstancias, aun cuando en ese instante no les es factible, más tarde, espontáneamente o por medio de una ayuda o indicio, son capaces de recordarlo al pie de la letra.

Para tener una idea de la importancia del olvido en nuestros estudiantes, hago acotación de los datos obtenidos por M. Kelly en los que resaltan las características fugaces y transitorias del conocimiento aprendido, si no se repasa y practica:

A las 24 horas se olvida el 50%

A la semana el 65%.

A las dos semanas el 80%.

Y a las tres semanas el 90%.

A continuación, les ofrezco algunos consejos a los estudiantes para evitar el olvido del material estudiado:

1. En el momento de estudiar o recuperar un conocimiento, hacerlo relajado, sin ansiedad ni estrés.

2. Estudiar el material siguiendo todos los pasos que he recomendado en este Capítulo.

3. Aprenderse perfectamente bien los temas para establecer el mayor número posible de enlaces entre las dendritas y consolidar fuertemente las sinapsis, haciendo más difícil que las conexiones de los circuitos se desvanezcan.

4. Buscarle al tema a estudiar un interés extra.

5. En el momento de estudiar un asunto, hacer una distinción evidente con otros temas diferentes pero que tengan algún aspecto en común para evitar la interferencia anterógrada.

6. Periódicamente repasar los materiales aprendidos para reactivar los circuitos neuronales y reafirmar el camino (potencializarían a largo plazo) para recuperar las nociones almacenadas.

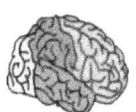 ## 15. LA PERSISTENCIA EN EL ESTUDIO

El alumno tiene que estar consciente que una característica importante de la personalidad que tiene que adquirir para tener éxito en sus estudios **es la persistencia**.

Yo tengo un refrán que dice: **"La persistencia compensa el déficit de inteligencia"**.

Persistir es mantenerse firme en la consecución de aprenderse la materia, es perseverar en la tarea del estudio, es permanecer el tiempo que sea necesario para adquirir los conocimientos que se ha propuesto. Frente a la adversidad de carecer de capacidad, la virtud de poseer un manantial de persistencia.

Y cuando por alguna razón, le falla al alumno algún mecanismo para aprenderse una materia, tiene que echarle mano a la perseverancia, poner todo su empeño en la actividad intelectual de estudiar. Dedicarle el tiempo necesario y un extra, no amilanarse, actuar con firmeza, con confianza, insistir hasta lograr su objetivo: aprender. En ocasiones, para compensar una deficiencia hay que utilizar la constancia.

EL ESTUDIO
ACTIVIDAD IMPRESCINDIBLE EN EL PROCESO DE APRENDIZAJE DEL CEREBRO DE LOS ESTUDIANTES.
RESUMEN

1. EL ESTADO DE ÁNIMO.

2. SOLICITAR COOLABORACIÓN A LOS HABITANTES DE LA CASA.

3. ESTUDIAR PREFERIBLEMENTE CON OTRO ALUMNO.

4. SELECCIONAR UN MEDIO AMBIENTE ADECUADO.

6. LA VESTIMENTA.

7. PLANIFICAR UN HORARIO DE COMIENZO Y DURACIÓN DEL ESTUDIO.

8. EL ESCUCHAR MUSICA.

9. PRÉSTELE ATENCIÓN A ESTA ACTIVIDAD.

10. LECTURA DEL MATERIAL A ESTUDIAR.

11. MEMORIZAR O APRENDER.

11.1. Repita el ejercicio del estudio varias veces seguidas.

11.2. Repasarlo.

11.3. Practicarlo.

11.4. Deje pasar unos días y trate de recordarlo mentalmente.

11.5. Explíquelo con sus palabras.

11.6. Búsquele relación con su vida personal.

11.7. Trate de encontrar ejemplos relacionados con el tema.

11.8. 11.8. Formate imágenes mentales con el contenido del tema.

11.9. Utilice recursos nemotécnicos.

12. DORMIR.

13. RECORDAR.

14. OLVIDAR

15. LA PERSISTENCIA EN EL ESTUDIO

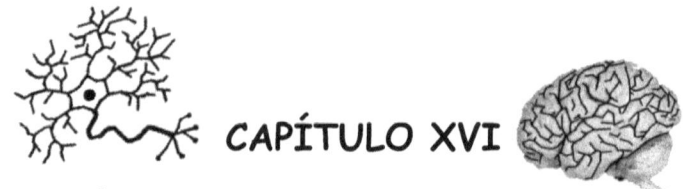

CAPÍTULO XVI

CÓMO SE PROCESAN, EN LAS NEURONAS DE TU CEREBRO, LOS CONOCIMIENTOS QUE ADQUIERES.

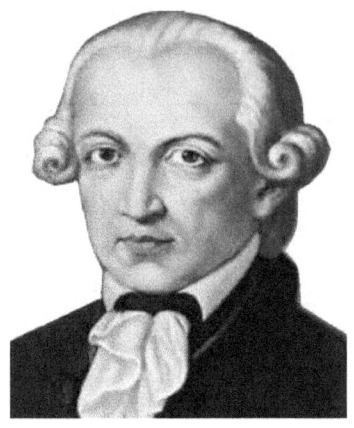

"No hay duda que todo conocimiento empieza con la experiencia"
Immanuel Kant (1724–1804)
Filósofo prusiano.

Cuando los receptores de tus **órganos de los sentidos** reciben un **estímulo informático del maestro o del estudio,**

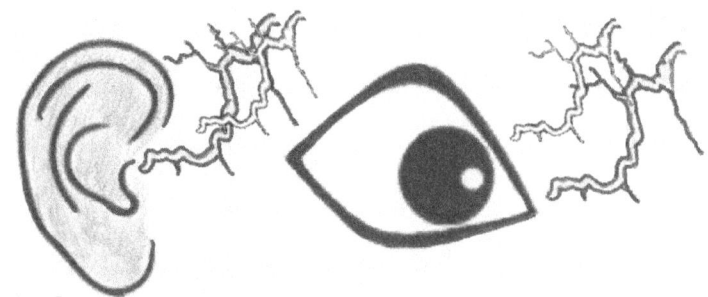

auditivo: la voz o visual: la proyección de una retro-
transparencia o una presentación en un Power Point,

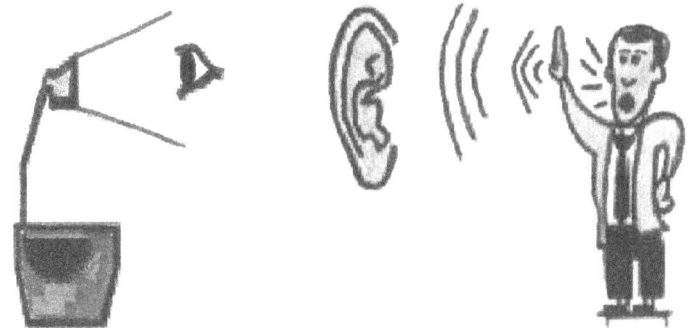

este se traslada hasta **las dendritas de las neuronas** y ahí
se convierte en **un impulso nervioso.**

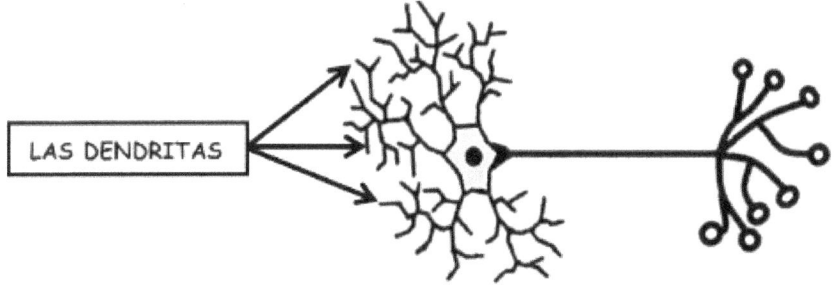

En las dendritas, la información en forma de impulsos
nerviosos es convertida en **señales eléctricas**, la cual pasa
al cuerpo celular

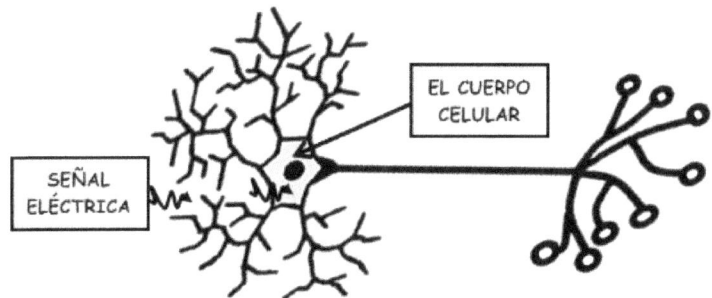

148

y de ahí **al promontorio del axón** donde son fusionados,

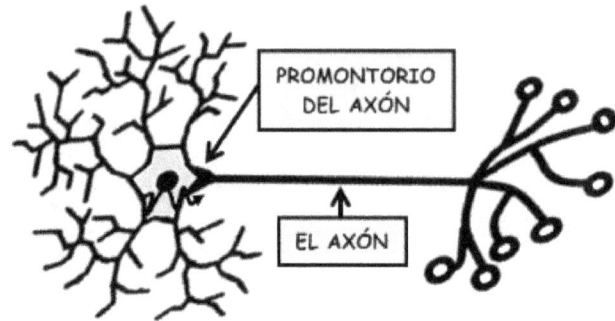

provocando un **potencial eléctrico.** Es decir, **el axón** que

actúa como un cable de electricidad, cambia sus cargas de

positivas en negativas, en una reacción en cadena que va

avanzando a lo largo del mismo a una velocidad de 100

metros por segundos, hasta llegar a su extremo distal, **los**

botones o pies axónicos

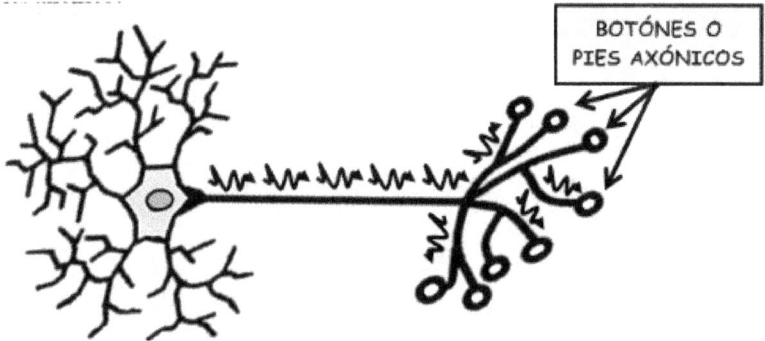

en donde existen unas bolsitas: **las vesículas sinapticas** que

contienen unas 10,000 moléculas de una substancia

química denominadas: **neurotransmisores de Glutamato.**

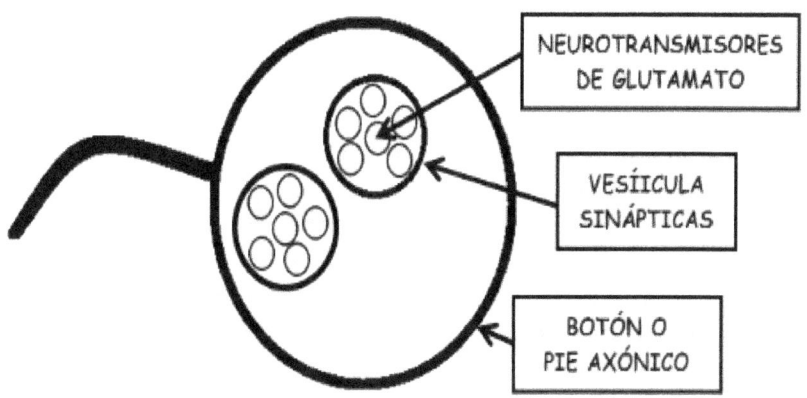

Cuando el estímulo eléctrico llega a **la membrana distal del botón axónico** se abren **los canales de calcio**, dejando penetrar los **iones de calcio** en la terminación del axón y llevan a cabo una reacción química que estimula las vesículas sinápticas a: **trasladarse y adosarse a la membrana celular**

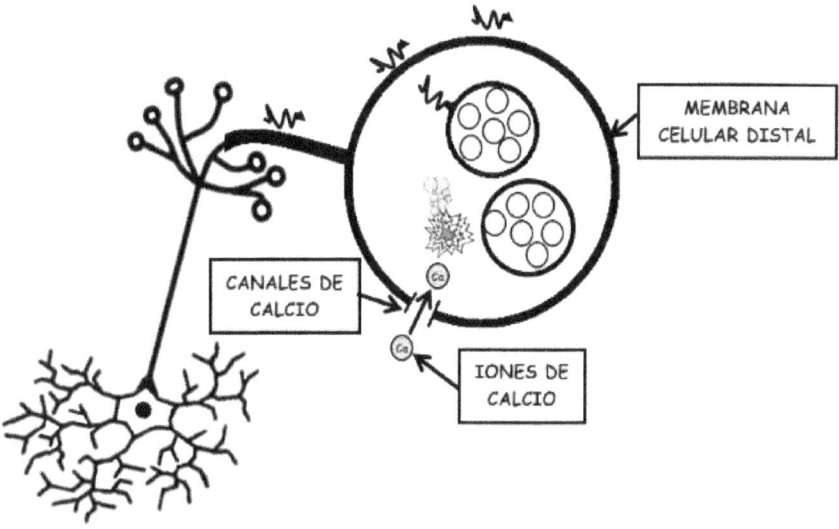

de donde son expulsados los neurotransmisores de Glutamato en **el espacio o hendidura sináptica** que existe entre el botón axónico de la neurona pre-sináptica y la dendrita de la neurona post-sináptica.

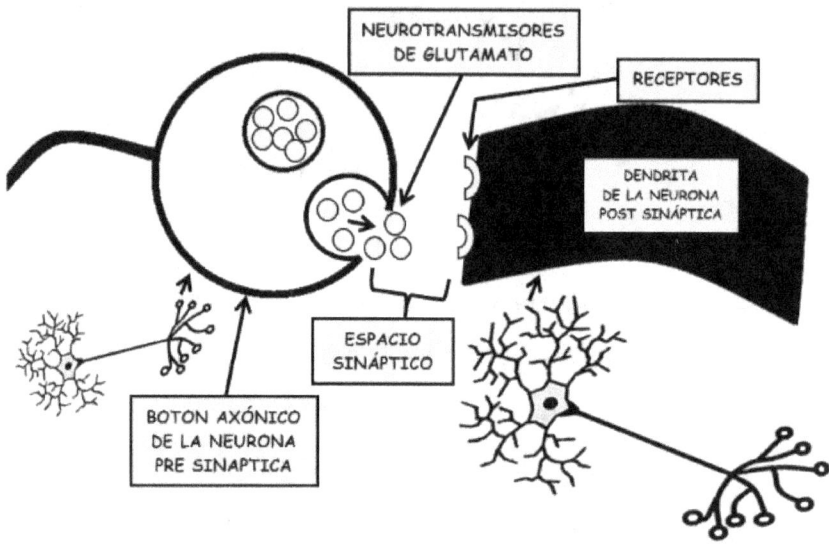

Atraviesan el espacio sináptico hasta alcanzar las dendritas de la próxima neurona, en la cual existen: **receptores de los neurotransmisores**, a los cuales se acoplan haciendo que se abran sus canales por donde: **penetran los iones de sodio** que se encuentran en el espacio sináptico los cuales de nuevo convierten la información química en: **eléctrica** e inician de nuevo el ciclo creando un potencial eléctrico en las dendritas de las próximas neuronas al

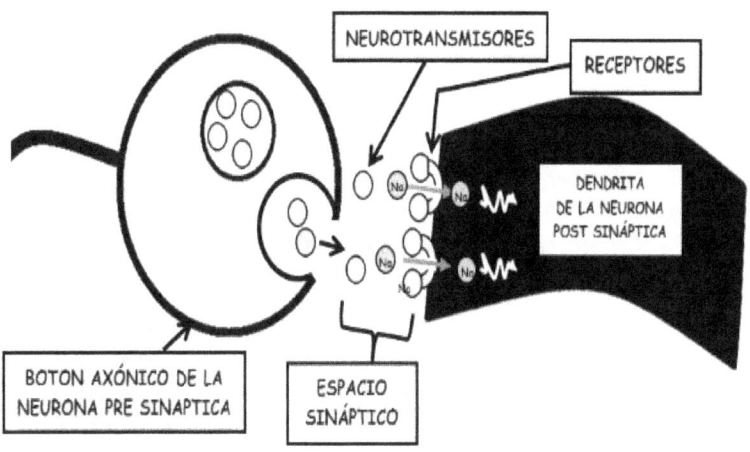

acoplarse a los receptores haciendo que se abran sus canales por donde penetran en la dendrita los iones de sodio que se encuentran en el espacio sináptico.

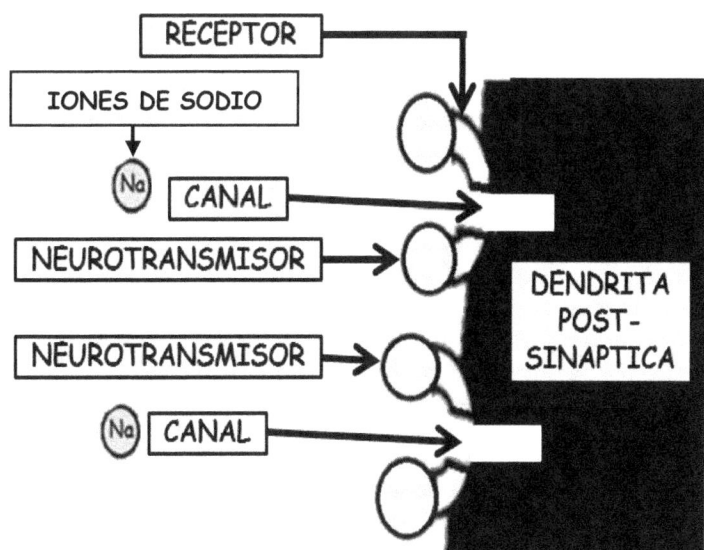

creando un potencial eléctrico en la dendrita de la neurona post sináptica (se cambia de nuevo la información de química en eléctrica) viajando de esta forma de neurona en neurona, creando circuitos informáticos.

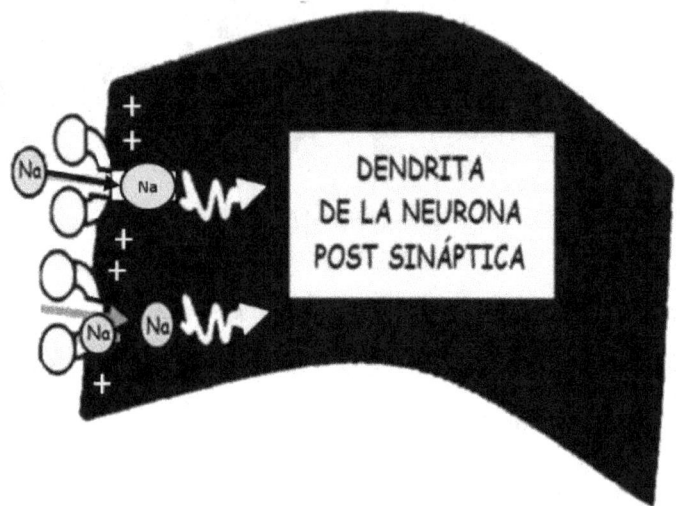

De neurona a neurona pasan las informaciones docentes al sistema activador reticular ascendente que se encuentra en el tallo cerebral, el que filtra y escoge cual o cuales va a dejar pasar.

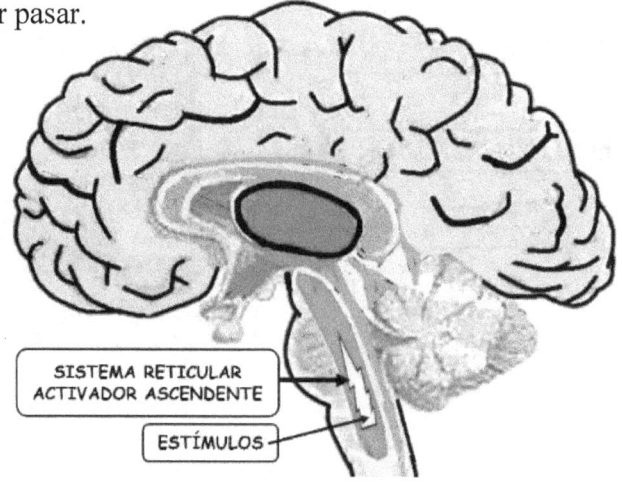

Del sistema reticular activador ascendente pasan los estímulos informaticos al Tálamo donde se lleva a cabo la última selección, quedando sólo aquellos en lo cuáles estamos verdaderamente interesados.

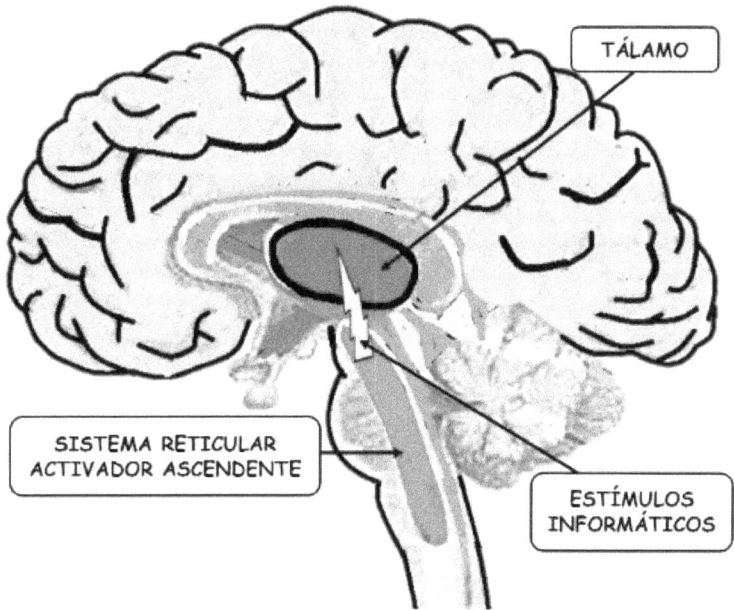

Del tálamo son enviados al hipocampo, nombre que recibe por el parecido de su forma a la de un "caballito de mar", también recibe el nombre de "Cuerno de Ammon" donde permanecen los conocimientos hasta decidir que hacer con ellos, olvidarlos, memoria de corta duración, o almacenarlos durante un tiempo prolongdo en la memoria de larga duración.

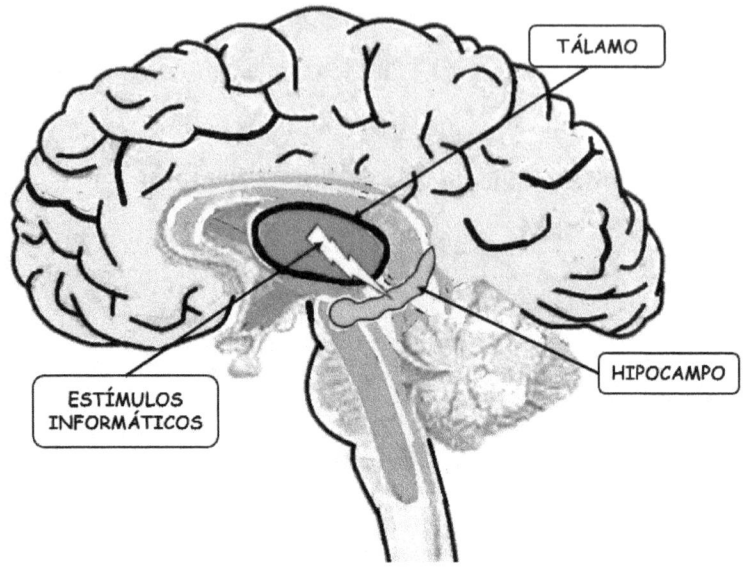

Y en el Hipocampo mediante el estudio, durante el cuál se realiza un proceso en las sinápsis que se denomina Pontenciación a Largo Plazo, son consilidadas las vías construídas con las neuronas y la información.

CÓMO SE PROCESAN, EN LAS NEURONAS DE TU CEREBRO, LOS CONOCIMIENTOS QUE ADQUIERES. RESUMEN.

LAS ACTIVIDADES INFORMATIVAS DEL MAESTRO O DEL ESTUDIO

ESTIMULAN LOS ÓRGANOS DE LOS SENTIDOS

Y SE CONVIERTEN EN IMPULSOS ELÉCTRICOS

VIAJAN HASTA EL CUEPO CELULAR

Y CONTINÚAN HASTA EL PROMONTORIO DEL AXÓN

DONDE SE CONVIERTEN EN UN POTENCIAL DE ACCIÓN

QUE TRANSITA A TRAVÉS DE TODO EL AXÓN

HASTA EL AXÓN TERMINAL O BOTONES DEL AXÓN

ESTIMULANDO SU MEMBRANA CELULAR

LA CUAL ABRE SUS CANALES DE CALCIO

PERMITIENDO QUE PENETREN LOS IONES DE CALCIO

LOS CUALES LLEVAN A CABO UNA REACCIÓN QUÍMICA

QUE ESTIMULAN A LAS VESÍCULAS SINAPTICAS

A APROXIMARSE A LA MEMBRANA DISTAL DEL BOTÓN AXÓNICO

LIBERANDO LOS NEUROTRANSMISORES DE GLUTAMATO EN EL ESPACIO SINAPTICO

LOS NEUROTRANSMISORES ATRAVIEZAN EL ESPACIO SINAPTICO Y SE ADOSAN A LOS RECEPTORES DE LA DENDRITA DE LA NEURONA POST-SINAPTICA

LOS RECEPTORES ABREN SUS CANALES Y PENETRA LOS IONES DE SODIO

QUE ESTIMULAN ELÉCTRICAMENTE A LA NEURONA POST SINAPTICA, PASANDOLE LA INFORMACIÓN

REPITIENDOSE DE NUEVO EL MISMO CICLO DE NEURONA A NEURONA, ESTABLECIENDOSE CIRCUITOS DE NEURONA CON LA INFORMACIÓN.

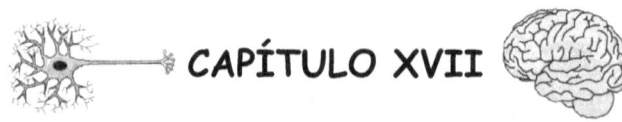

CAPÍTULO XVII

RESUMEN DE LAS ACTIVIDADES QUE TIENEN LUGAR EN EL ESPACIO O HENDIDURA SINÁPTICA PARA TRASLADAR LA INFORMACIÓN DE LA NEURONA PRE-SINÁPTICA A LA POST-SINÁPTICA.

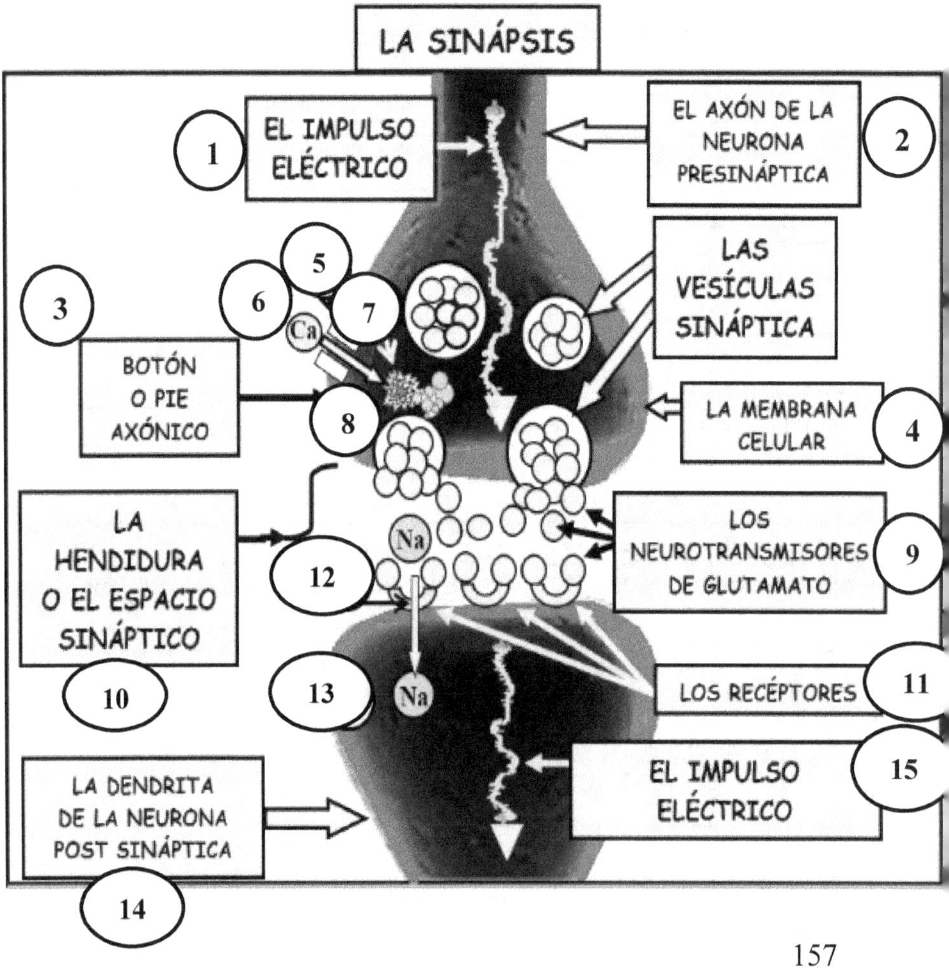

LA SINÁPSIS

1 EL IMPULSO ELÉCTRICO

2 EL AXÓN DE LA NEURONA PRESINÁPTICA

5

6

7

3

Ca

LAS VESÍCULAS SINÁPTICA

BOTÓN O PIE AXÓNICO

8

4 LA MEMBRANA CELULAR

LA HENDIDURA O EL ESPACIO SINÁPTICO

12

Na

9 LOS NEUROTRANSMISORES DE GLUTAMATO

10

13

Na

11 LOS RECÉPTORES

15 EL IMPULSO ELÉCTRICO

LA DENDRITA DE LA NEURONA POST SINÁPTICA

14

1.EL IMPULSO ELÉCTRICO CON LA INFORMACIÓN.

2. VIAJA POR EL AXÓN DE LA NEURONA PRE-SINÁPTICA.

3. LLEGA AL PIE AXÓNICO.

4. CONTACTA LA MEMBRANA CELULAR DEPOLARIZANDOLA.

5. ABRE LOS CANALES DE CALCIO.

6. DEJANDO PENETRAR LOS IONES DE CALCIO.

7. QUE LLEVAN A CABO UNA REACCIÓN QUÍMICA.

8. QUE IMPULSA LAS VESÍCULAS SINÁPTICAS HASTA CONTACTAR CON LA MEMBRANA CELULAR.

9. LIBERANDO LOS NEUROTRANSMISORES DE GLUTAMATO.

10. EN EL ESPACIO SINÁPTICO.

11. ADOSANDOSE A LOS RECEPTORES.

12. QUE ABREN SUS CANALES.

13. DEJANDO PENETRAR LOS IONES DE SODIO.

14. EN LAS DENDRITAS DE LA NEURONA POST-SINÁPTICA, LA CUAL SE DESPOLARIZA.

15.. DANDO LUGAR A LA FORMACIÓN DEL IMPULSO ELÉCTRICO.

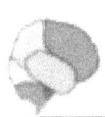
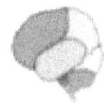

ESTRUCTURAS Y FUNCIONES DEL CEREBRO QUE PARTICIPAN EN EL PROCESO DE APRENDIZAJE.

LAS ACTIVIDADES INFORMATIVAS, DEL MAESTRO O DEL ESTUDIO

ESTIMULAN TUS ÓRGANOS DE LOS SENTIDOS

Y ALCANZAN LAS DENDRITAS DE LA NEURONA

Y SE CONVIERTEN EN IMPULSOS NERVIOSOS

VIAJAN HASTA EL CUERPO CELULAR

Y CONTINÚAN HASTA EL PROMONTORIO DEL AXÓN

DONDE SE CONVIERTEN EN IMPULSOS ELÉCTRICOS

QUE TRANSITAN A TRAVÉS DE TODO EL AXÓN

HASTA EL AXÓN TERMINAL O BOTONES DEL AXÓN

ESTIMULANDO SU MEMBRANA CELULAR

LA CUAL ABRE SUS CANALES DE CALCIO

PERMITIENDO QUE PENETREN LOS IONES DE CALCIO

LOS CUALES LLEVAN A CABO UNA REACCIÓN QUÍMICA

QUE ESTIMULA A LAS VESÍCULAS SINÁPTICAS

A APROXIMARSE A LA MEMBRANA DISTAL DEL BOTÓN AXÓNICO

LIBERANDO LOS NEUROTRANSMISORES DE GLUTAMATO EN EL ESPACIO SINÁPTICO

LOS NEUROTRANSMISORES ATRAVIESAN EL ESPACIO SINÁPTICO Y SE ADOSAN A LOS RECEPTORES DE LAS DENDRITAS DE LA NEURONA POST SINÁPTICA

LOS RECEPTORES ABREN SUS CANALES Y PENETRAN LOS IONES DE SODIO

QUE ESTIMULAN ELÉCTRICAMENTE A LA NEURONA POST SIMÁPTICA, PASANDOLE LA INFORMACIÓN

REPITIÉNDOSE DE NUEVO EL MISMO CICLO DE NEURONA EN NEURONA, ESTABLECIÉNDOSE CIRCUITOS DE NEURONAS

ETAPAS POR LAS QUE TRANSITA EL CONOCIMIENTO DEL ESTUDIO O QUE EL MAESTRO TE TRANSMITE EN EL AULA. ESQUEMA.

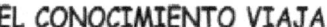

EL CONOCIMIENTO VIAJA

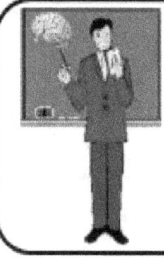

DE LOS ESTÍMULOS FÍSICOS INFORMATIVOS DEL MAESTRO A

TUS RECÉPTORES DE LOS ÓRGANOS DE LOS SENTIDOS

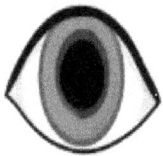 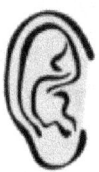 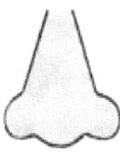 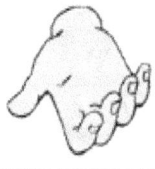 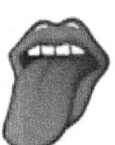

Y DE TUS ÓRGANOS DE LOS SENTIDOS A TU CEREBRO

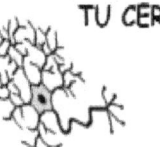 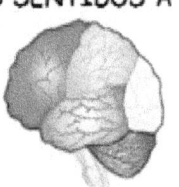

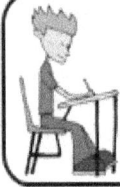 DE TU CEREBRO A TUS ACTIVIDADES PRÁCTICAS: EN EL RECINTO ESCOLAR O EN TU VIDA DIARIA.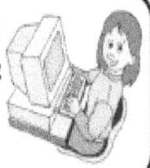

CAPÍTULO XVIII
CÓMO SE MEMORIZAN LOS CONOCIMIENTOS EN EL CEREBRO. REFORZAMIENTO DE LAS SINAPSIS PARA CONSTRUIR LOS CIRCUITOS DE MEMORIA DE LARGA DURACIÓN

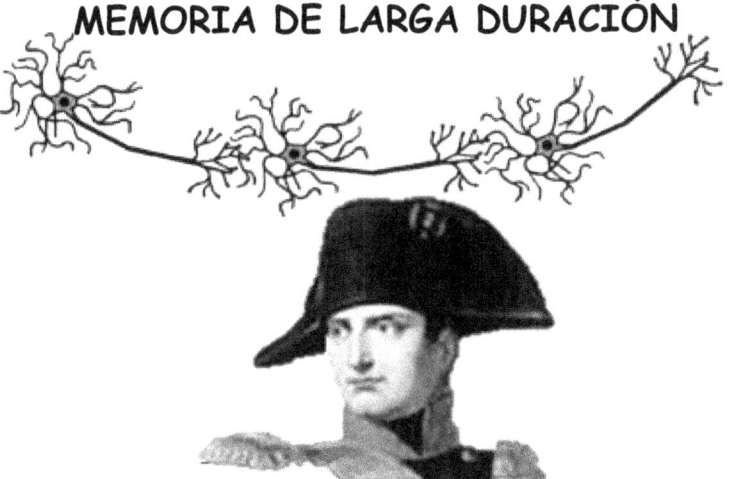

Una cabeza sin memoria es como una fortaleza sin guarnición.
Napoleón I Bonaparte (1769-1821) Militar y gobernante francés.

Tu objetivo final es, no solo aprobar las asignaturas, sino: aprender, es decir, conservar los conocimientos adquiridos, en tu memoria de larga duracion, aun después de los examenes, para lo cual necesitas elaborar con ellos, en las sinapsis de tus neuronas del hipocampo, estructuras bien consolidadas que te permitan crear circuitos permanentes que lleven estos conocimientos hasta los lugares de la corteza cerebral correspondientes para almacenarlos y recuperarlos cuando te veas en la necesidad de utilizarlos. Para alcanzar esta meta: **"aprender"**, te es indispensable **"estudiar"**, pero no de forma superficial e insuficiente pues de esta manera, como veremos más adelante, no se construyen los circuitos de forma adecuada, para lograrlo es indispensable estudiar de manera correcta: diariamente , durante un tiempo prudencial y con una metodología explicada en el libro, para que tenga lugar en las sinápsis de tus neuronas, los cambios que pasamos a describir.

Mediante el estudio, la información que quieres memorizar viaja a través de tus órganos de los sentidos: ojos y oidos (si estas leyendo en voz alta) al Sistema Activador Reticular Ascendente (Fig.1) situado en el Tallo Cerebral.

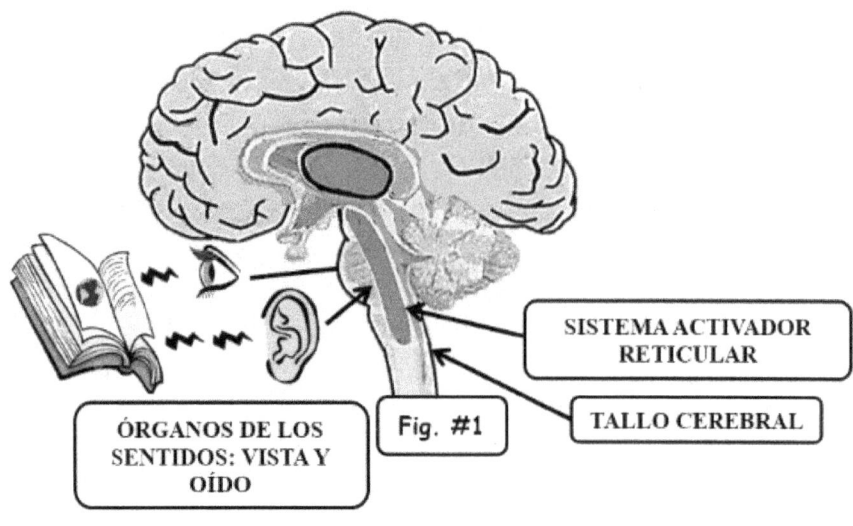

ÓRGANOS DE LOS SENTIDOS: VISTA Y OÍDO

Fig. #1

SISTEMA ACTIVADOR RETICULAR

TALLO CEREBRAL

Y éste hace una primera selección del contenido que estés interesado en memorizar, descartando el resto del mismo. De ahí lo envía al Tálamo Cerebral en donde se realiza una segunda selección, quedando más definido nuestro principal objetivo de almacenar (Fig.2).

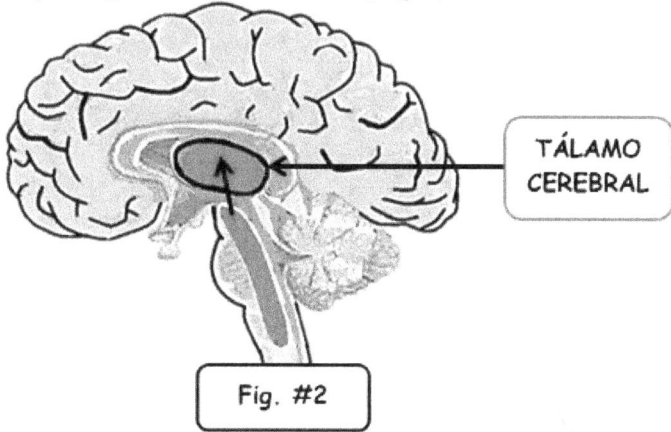

TÁLAMO CEREBRAL

Fig. #2

El Tálamo a su vez las dirige a las áreas de asociación de la corteza cerebral a las que corresponden de acuerdo con las características de la información estudiada y en las cuales tienes, tal vez, conocimientos relacionados con la misma, integrándola y percibiéndola (Fig. #3).

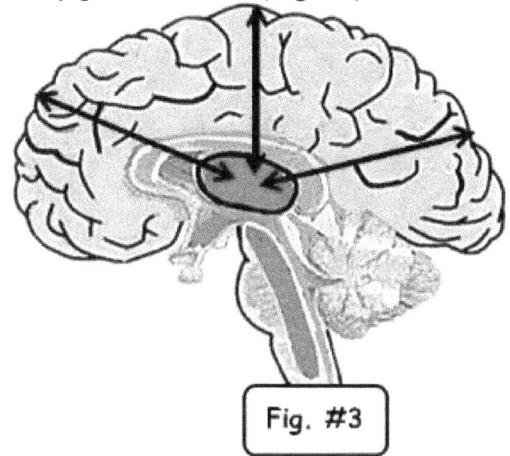

Fig. #3

164

De las áreas de asociación, ya integradas y percibidas, son enviadas al Hipocampo (Fig. #4)

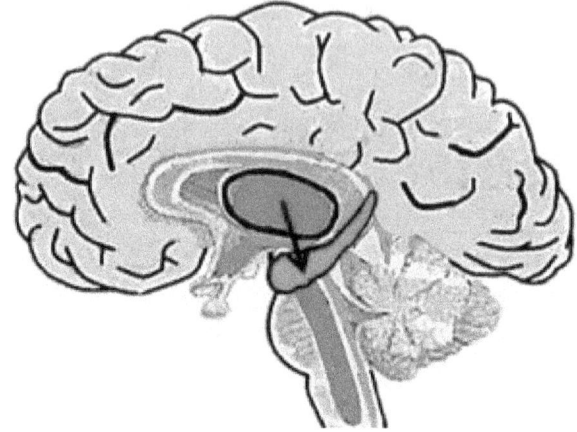

donde reside la memoria a mediano plazo y es el lugar en el que se decide qué hacer con la información estudiada: mantenerla unos días y olvidarla o procesarla con el estudio para enviarla a la memoria de larga duración en la corteza cerebral o sustancia gris, almacenarla, darla como "aprendida" y utilizarla cuando te sea necesario.

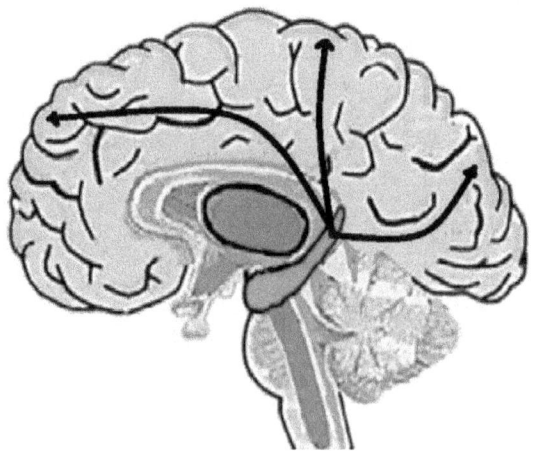

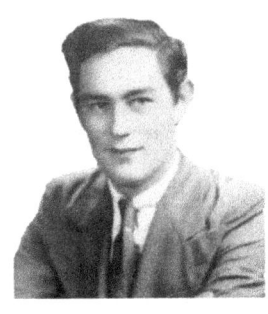

Henry Molaison

No existen dudas de que es en el Hipocampo donde se forma la memoria de larga duración, sobre todo, después que el paciente Henry Molaison de 31 años de edad, acudió a la consulta del neurocirujano Dr. Scoville por padecer desde los 16 años, después de una caída en bicicleta, de convulsiones epilépticas incontrolables con los medicamentos disponibles en aquella época.

El doctor, mediante estudios electroencefalógraficos, le localizó el origen de las convulsiones en los lóbulos temporales medios, sitio de localización de los hipocampos, por este motivo le realizó una lobectomía temporal bilateral, resecándole las dos terceras partes de ambos hipocampos.

El tratamiento quirúrgico mejoro las convulsiones de H. M. (siglas con las que fue conocido para mantener su privacidad), pero fue incapaz de poder memorizar los eventos que le sucedían (amnesia anterógrada).es decir no podía formar memoria de larga duración. Estos resultados, confirmaron la asociación científica entre el Hipocampo y la formación de la memoria de larga duración.

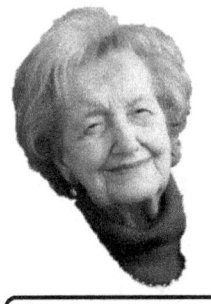

Brenda Milner

Molaison falleció a los 82 años después de estar durante unos 50 años bajo la atención médica de la neuropsicóloga canadiense Brenda Milner, la cual publico brillantes trabajos científicos en relación con la función que desempeña el Hipocampo en el proceso del aprendizaje y la memoria de larga duración. Continuando con el proceso para construir circuitos permanentes con la información, ya en el hipocampo, se establecen conexiones en sus diferentes zonas anatómicas (Fig. #5):

1. Llega a la Corteza Entorrinal proveniente de las áreas de asociación cortical.

2. De ahí sus neuronas hacen sinapsis con la zona conocida como el Giro Dentado.

3. A su vez, las neuronas del Giro Dentado hacen sinapsis con la zona CA3 (CA significa Cuerno de Amón).

4. De la zona CA3, por medio de un grupo de neuronas conocidas como "Colaterales de Schaffer" hacen sinapsis con la zona CA1.

5. Y de CA1 se conectan con un grupo de neuronas denominadas el Subículo.

6. Para de ahí regresar a la Corteza Entorrinal.

167

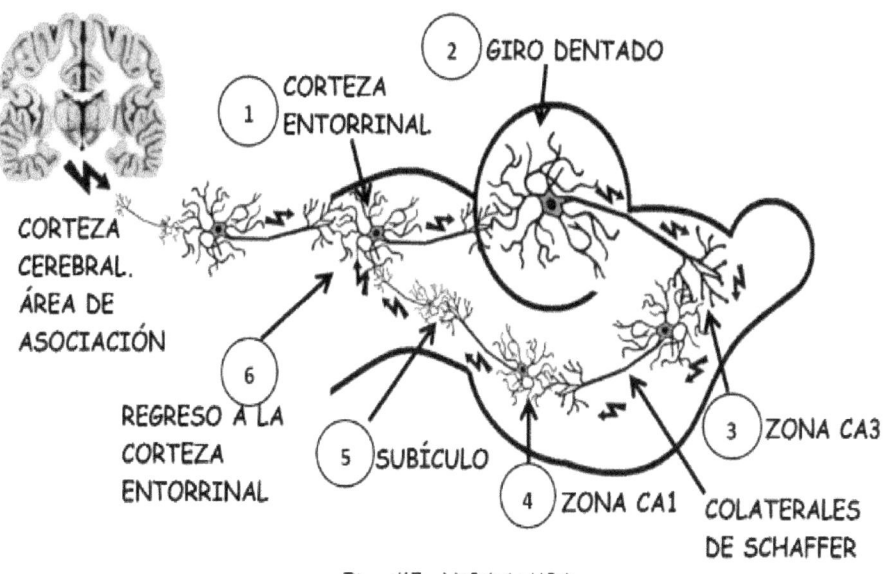

Fig. #5. HIPOCAMPO

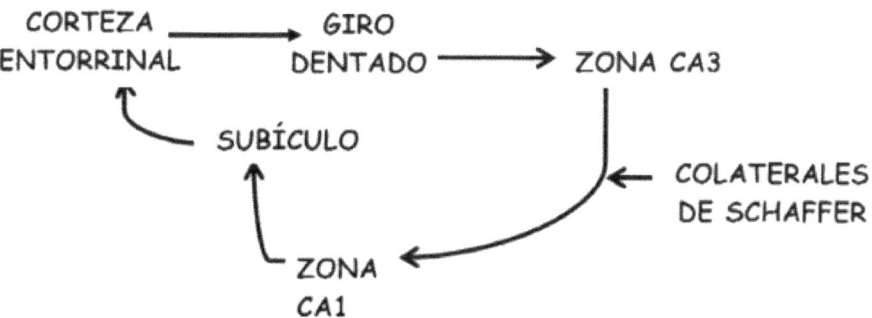

HIPOCAMPO. CIRCUITO CERRADO DE LA INFORMACIÓN

Las investigaciones científicas sobre los cambios celulares y moleculares que tienen lugar en las estructuras de las sinapsis para formar con los conocimientos una memoria de larga duración han sido realizadas principalmente en las

168

sinapsis de las neuronas de las colaterales de Schaffer y la zona CA1 del hipocampo.

Pasemos a analizar qué ocurre si estudias durante un período corto de tiempo, sin motivación y prestándole poco interés y atención.

1. Los estímulos informativos del estudio que llegan a las dendritas de las neuronas de la zona CA3 del Hipocampo que forman las "Colaterales de Schaffer" son de escasa intensidad.

2. De las Dendritas pasan al promontorio del axón, dando lugar a la formación de un débil "Potencial de Acción" que recorre todo el axón hasta llegar a su porción terminal denominado "Botón Axónico".

3. Abre los canales de calcio, dejando penetrar a los iones de Calcio, los cuales dan lugar a una reacción química que desplaza escasas vesículas sinápticas hacia la membrana celular del Botón Axónico.

4. En donde se abren y dejan salir una exigua cantidad de neurotransmisores de Glutamato que atraviesan la hendidura sináptica.

5. Adosándose a unos pocos receptores AMPA (Alfa Methyl Propionic Acid) y NMDA (N Methyl D Aspartato),

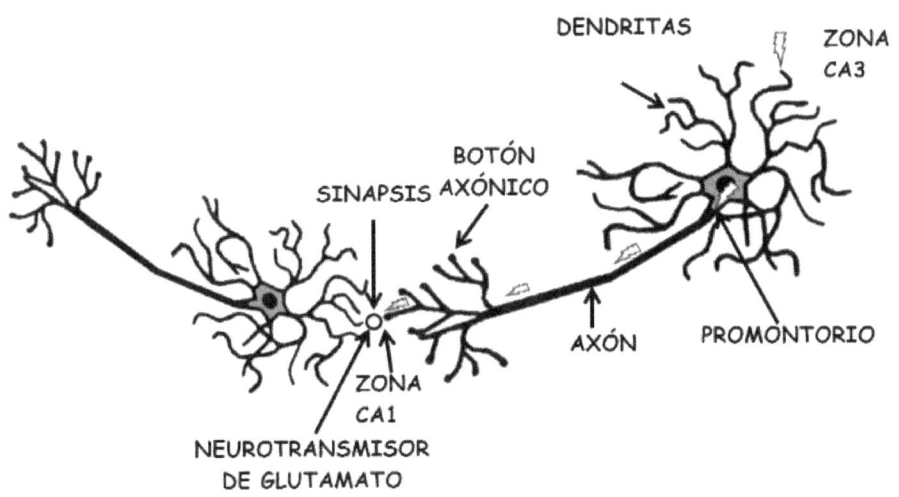

DENDRITAS   ZONA
                    CA3

BOTÓN
SINAPSIS AXÓNICO

AXÓN   PROMONTORIO

ZONA
CA1
NEUROTRANSMISOR
DE GLUTAMATO

Analicemos el punto 5 en el cual loa Neurotransmisores de
Glutamato se adosan a los receptores AMPA y NMDA.
Cuando los neurotransmisores de Glutamato se unen a los
escasos receptores AMPA, estos se abren discretamente
durante un breve período de tiempo dejando pasar solo
algunos iones de sodio, los cuales dan inicio a unos
potenciales de acción discretos y aislados. Y al adosarse a
los receptores NMDA estos se abren pero no dejan pasar
los iones de sodio ni los de calcio por encontrarse
bloqueados por los iones de magnesio.

Leyenda:

NEUROTRANSMISORES DE GLUTAMATO: Ⓖ
IONES DE SODIO: Ⓝⓐ
IONES DE SODIO: Ⓒⓐ
IONES DE MAGNESIO: Ⓜⓖ

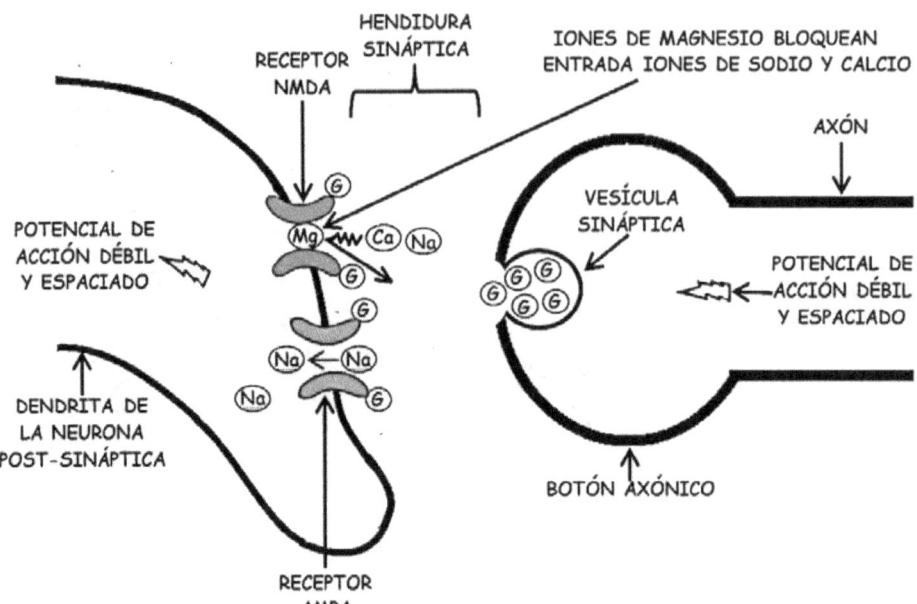

HENDIDURA SINÁPTICA

RECEPTOR NMDA

IONES DE MAGNESIO BLOQUEAN ENTRADA IONES DE SODIO Y CALCIO

AXÓN

VESÍCULA SINÁPTICA

POTENCIAL DE ACCIÓN DÉBIL Y ESPACIADO

POTENCIAL DE ACCIÓN DÉBIL Y ESPACIADO

DENDRITA DE LA NEURONA POST-SINÁPTICA

BOTÓN AXÓNICO

RECEPTOR AMPA

¿Qué sucede en la sinapsis si el estudio es prolongado, vehemente, con motivación, interés, atención y repetitivo?

El potencial de acción de la neurona pre sináptica es más intenso, es decir, la cantidad de energía "eléctrica informativa" que se transmite a través del axón en un segundo es mayor y más frecuente, dando lugar en el botón axónico, por los mecanismos ya vistos de la entrada de calcio, al traslado y apertura de más vesículas sinápticas, a la liberación de un mayor número de neurotransmisores de glutamato en el espacio sináptico y su adosamiento a los receptores AMPA, los que aumentan su abertura más y durante un mayor tiempo, dejando penetrar abundantes iones de sodio, creándose efectivos y frecuentes potenciales de acción en las dendritas post sinápticas, que permiten el desplazamiento de los iones de Magnesio que bloquean los receptores NMDA por un mecanismo denominado **"repulsión electrostática"** facilitando la entrada, por esta nueva vía, de iones de calcio y de sodio que ayudan a aumentar el potencial de acción.

Los **iones de calcio** dentro de la neurona post sináptica adoptan la característica de segundos mensajeros, realizando importantes funciones:

1. Primero se une a una proteína específica, creando una reacción que da lugar a que los receptores AMPA almacenados en el interior de la neurona se **movilicen e inserten** en la membrana celular de las dendritas para que puedan ser utilizados, permitiendo a los neurotransmisores de glutamato, liberados en la hendidura sináptica, adosarse a ellos, abrirlos y dejar penetrar más iones de sodio y producir importantes cantidades de potenciales de acción con mayor efectividad.

2. Después provocan la **formación de nuevos receptores AMPA** para implantarlos en la membrana celular de las dendritas.

3. Lleva a cabo una síntesis de proteínas denominadas **"Factor de Crecimiento"** que tienen como función el promover:

a) La formación de nuevs dendritas

b) La creación de espinas en las dendritas

c) El crecimiento de "espinas" ya formadas.

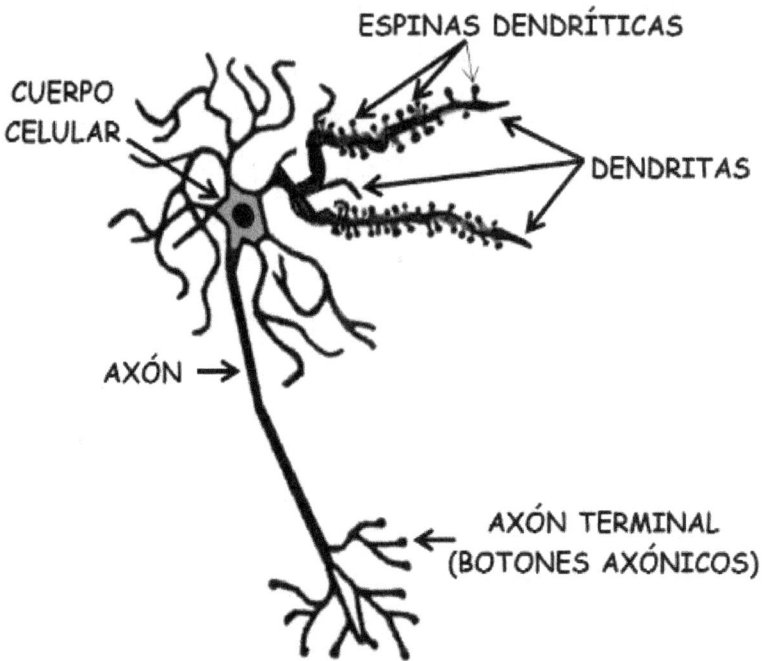

NEURONA CON DENDRITAS AMPLIFICADAS PARA MOSTRAR LAS "ESPINAS".

4. Y por último, fabrican una substancia que la envian a los botones axónicos u promueve la formacion y leberación de neurotransmisores de Glutamato.

Favoreciendo el establecimiento de nuevas sinapsis con los botones del axón terminal de la neurona pre-sináptica.

A todo este engranaje de cambios en las estructuras de las sinapsis zonas CA3-CA1 del hipocampo, se une los hallazgos del Profesor Troy Littleton del MIT sobre la influencia de la neurona pre-sináptica (botones sinápticos) en la consolidación de las conexiones con la información El Profesor Littleton y sus colaboradores plantean que cuando se estimulan las neuronas pre sinápticas con una serie rápida de potenciales de acción en un corto período de tiempo (como pudiera suceder con el estudio intenso y frecuente), aún después de terminado el estudio (la estimulación) las vesículas sinápticas continuan liberando espontáneamente neurotransmisores en secuencias que él denomino "mini eventos".

Estos mini-eventos actúan sobre las dendritas de las neuronas post sinapticas y las hace liberar un factor que viaja hacia las neuronas pre sinápticas donde activa una enzima denominada PKA (proteína quinasa A).

Esta enzima actúa sobre una proteína: "complexina" que impide la liberación de neurotransmisores desde las vesículas. De esta forma las vesículas pueden liberar neurotransmisores de Glutamato en pequñas cantidades sin la existencia de potenciales de acción. Estas pequeñas cantidades ayudan a estimular la formación de nuevas conexiones sinapticas y a fortalecer las existentes, entre las neuronas pre y post-sinapticas, duplicandose el número de sinapsis.

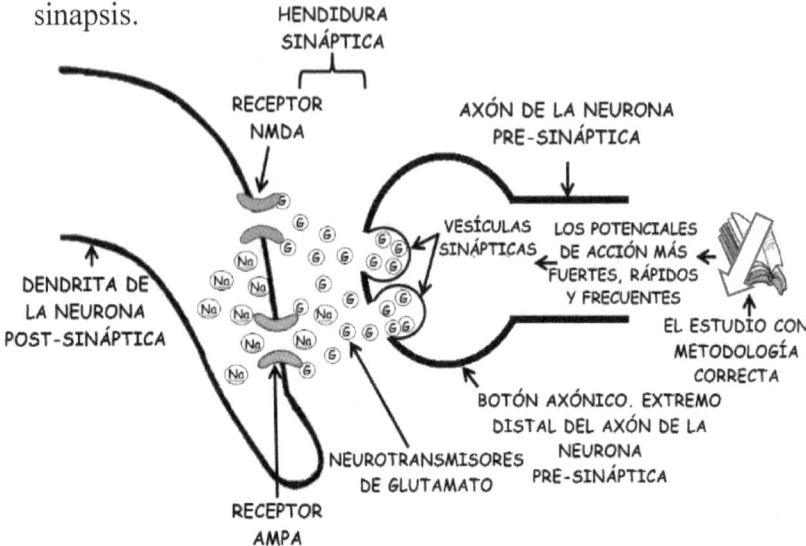

Este esquema del Reforzamientos Sináptico a Largo Plazo parece complicado por lo que te recomendamos verlo en el siguiente orden.

1. Con el estudio correcto del tema, prolongado, vehemente, con motivación, interés, atención y repetitivo los **potenciales de acción se hacen más fuertes y frecuentes.**

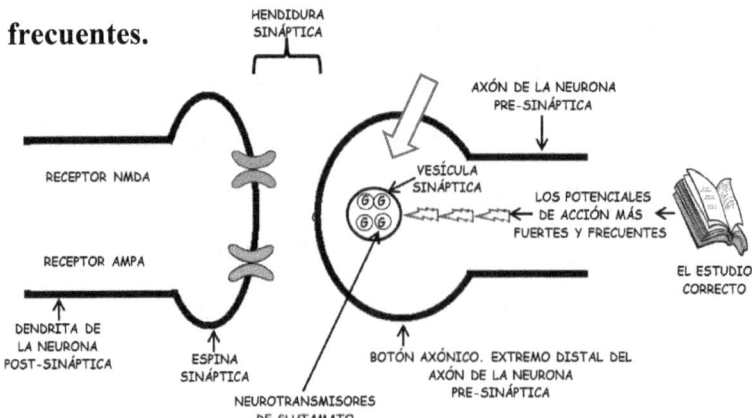

2. El potencial de acción desencadena en el botón axónico diversas reacciones químicas que actúan sobre las vesículas sinápticas haciéndolas aproximar a la membrana celular, abrirse

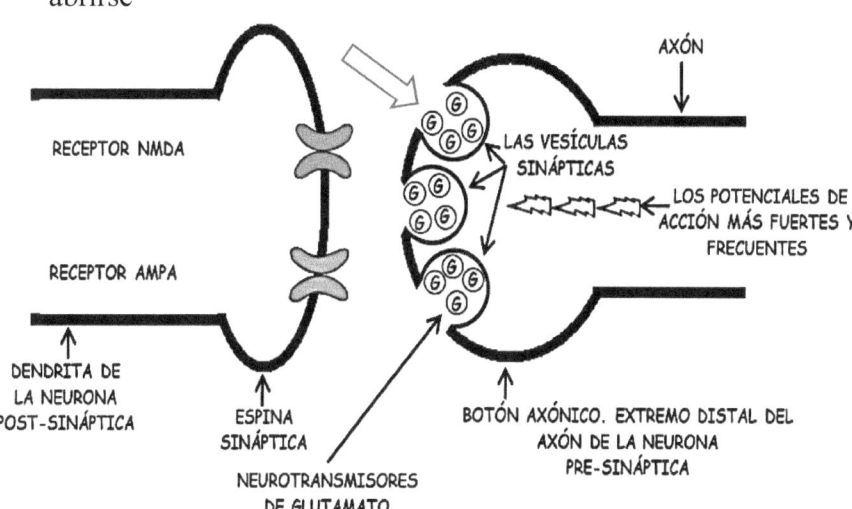

y liberar en la hendidura o espacio sináptico gran cantidad de neurotransmisores de Glutamato.

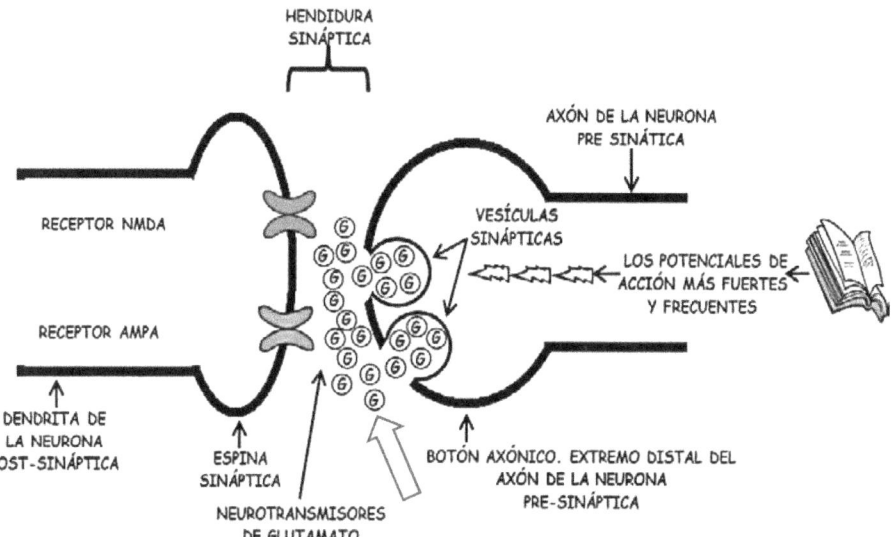

3. Los neurotransmisores de Glutamato se adosan a los receptores AMPA. Estos se abren y dejan penetrar numerosos iones de sodio.

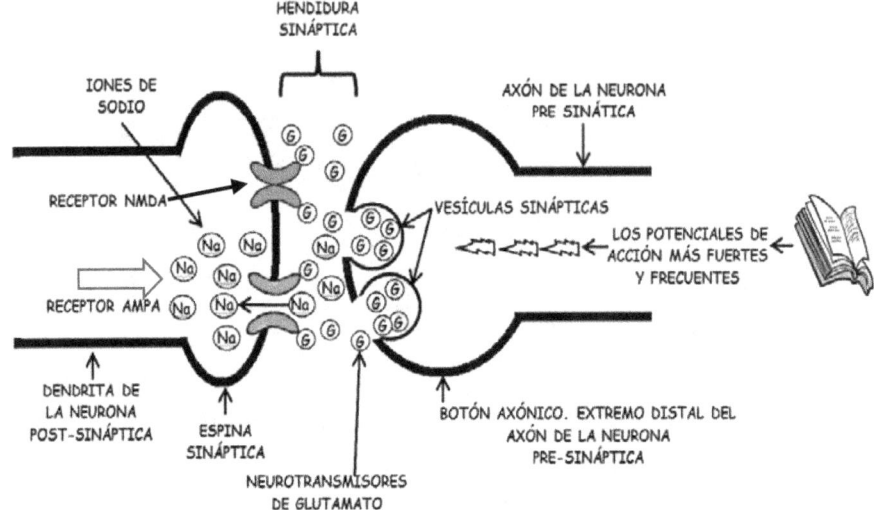

Pero los receptores NMDA no dejan pasar los iones de calcio ni los de sodio por estar obstruidos por iones de magnesio.

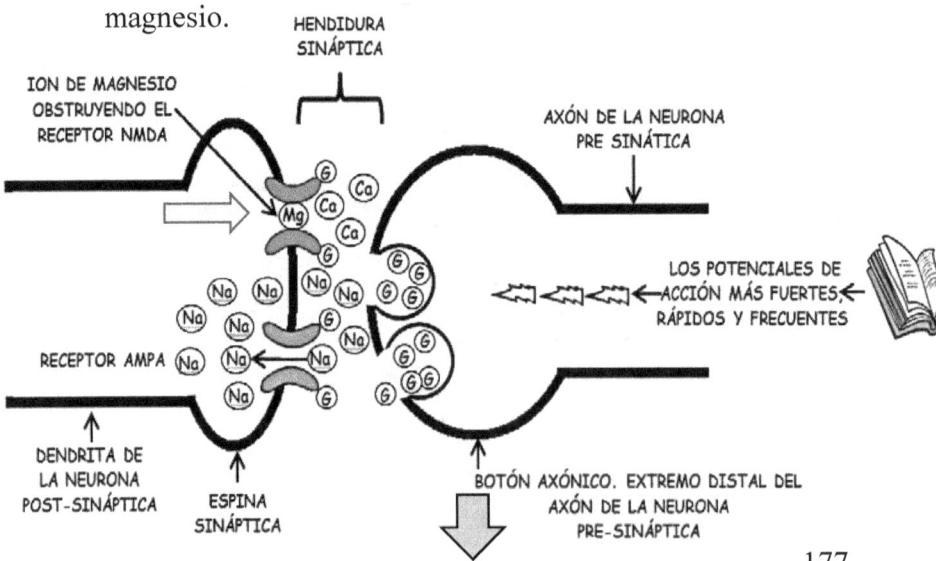

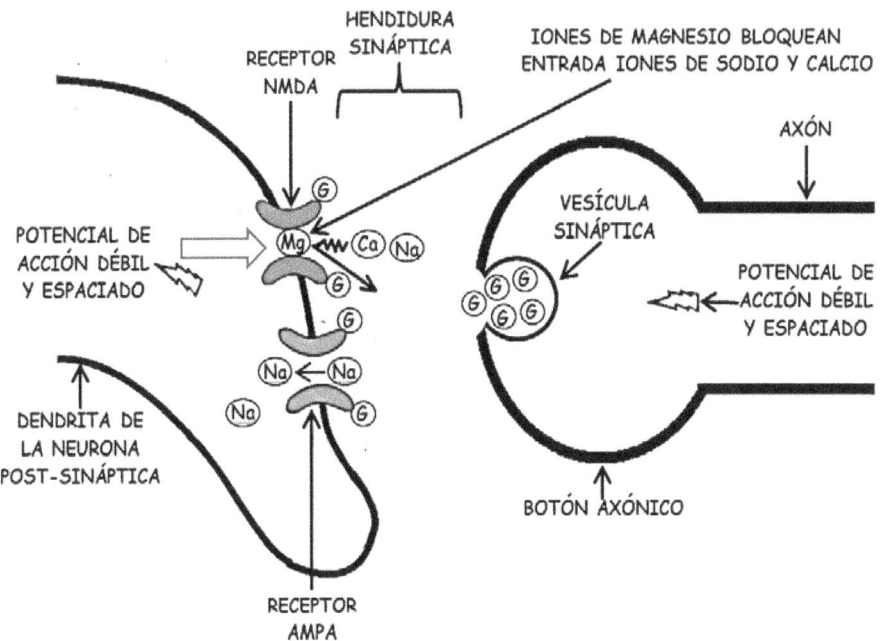

5. Al continuar el estudio correcto, continúan pasando por los receptores AMPA los **iones de sodio en grandes cantidades,**

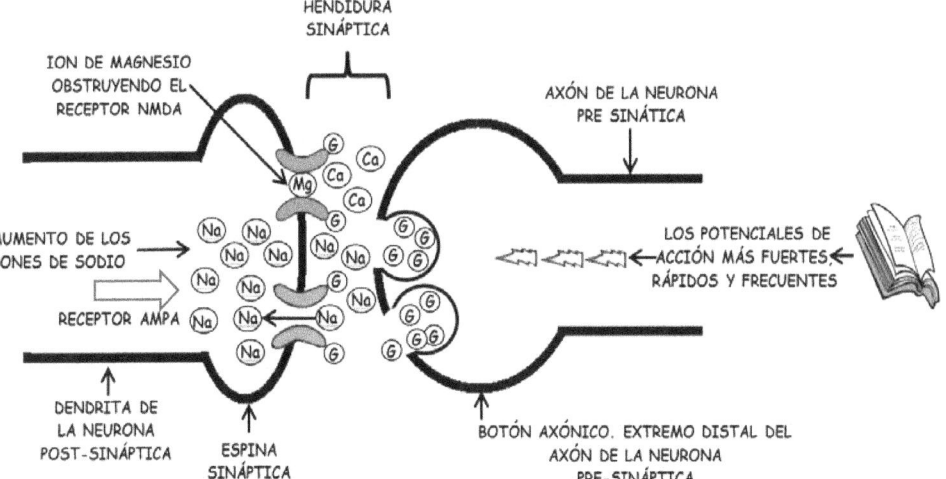

intensificándose el potencial de acción que actuando sobre los receptores NMDA se suma a la acción de los neurotransmisores de glutamato y por un mecanismo conocido como "repulsión electrostática" se expulsan los iones de magnesio que los bloqueaban, permitiéndoles la entrada de los iones de calcio y más iones de sodio.

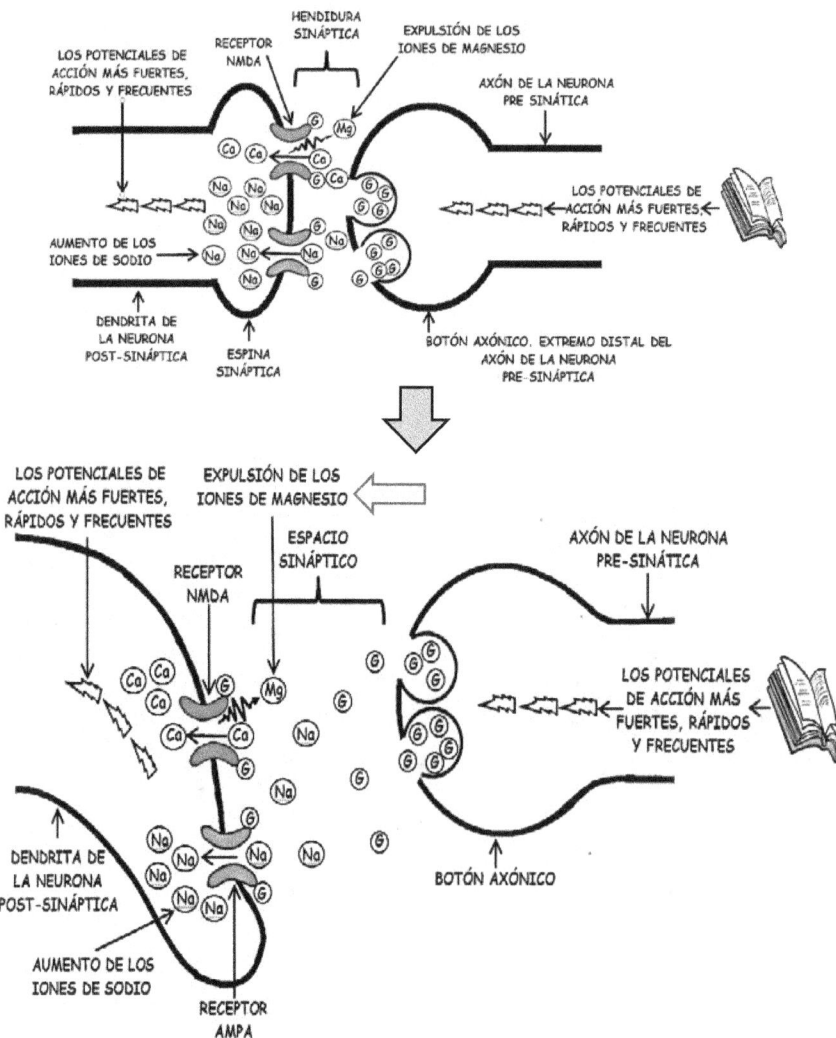

6. El calcio se une con proteinas y da lugar a una reaccion química que provoca la movilizacion e insercion de receptores AMPA que ya existían en la membrana celular de la neurona post-sináptica.

Estos receptores aumentan la capacidad de la sinapsis de establecer conexiones y consolidar la unión entre neuronas

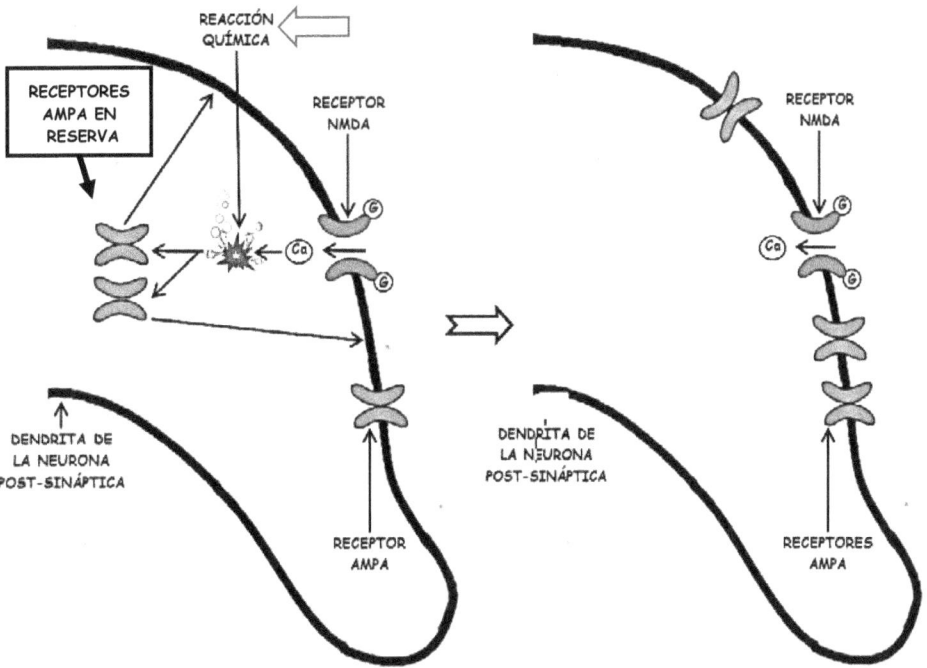

7. La penetracion de iones de calcio también ocasiona la síntesis de nuevos receptores AMPA que seran trasladados hasta la membrana celular dando lugar a nuevos sitios de conexiones de neuronas con la información estudiada.

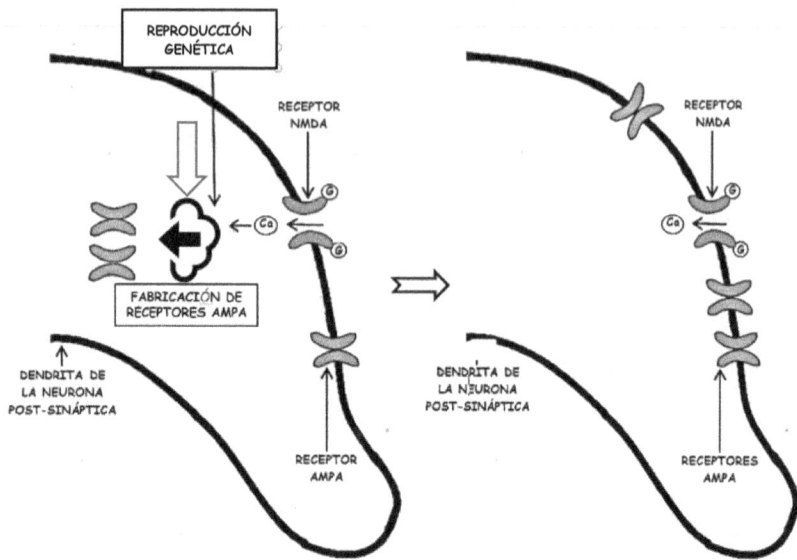

7. Con el estudio correcto, también se elabora en la neurona post sináptica una proteína denomionada "Factor de crecimiento" que producen un incremento de las dendritas y botones axónicos para que establezcan sinápsis, asi como de las espinas sinápticas.

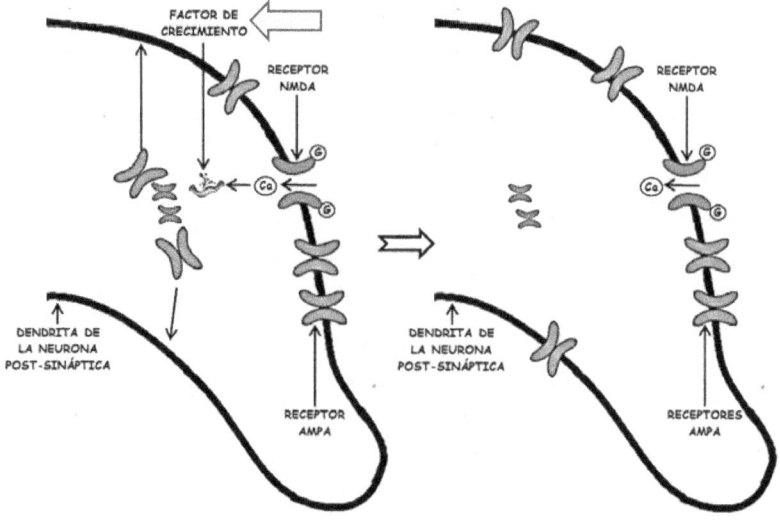

8.Y por último, se reporta que utilizando el método adecuado de estudio: intensidad, frecuencia y repetición, se sintetiza en la en las dendritas de las neuronas post-sinápticas una proteína que es enviada al botón de la neurona pre-sináptica que ocasiona la producción de más neurotransmisores de Glutamato y su liberación al espacio sináptico.

En resumen, con la práctica del estudio correcto, se establecen mecanismos moleculares a nivel de las sinapsis que provocan un reforzamiento y consolidación de las estructuras que la componen, permitiendo con los conocimientos adquiridos, establecer conexiones permanentes entre las neuronas (potencialización a largo plazo = PLP) que es la base de la formación de una memoria de larga duración.

A continuación te brindamos un esquema con las repercuciones que tienen en la sinapsis, el estudio correcto y el icorrecto.

```
┌─────────────────────────────┐
│     ESTUDIO INSUFICIENTE     │
└─────────────────────────────┘
                ▼
┌───────────────────────────────────────────┐
│ PROVOCA POTENCIALES DE ACCIÓN AISLADOS Y    │
│  DE BAJA INTENSIDAD EN EL AXÓN DE LAS       │
│         NEURONAS PRESINAPTICAS              │
└───────────────────────────────────────────┘
                ▼
┌───────────────────────────────────────────┐
│ ESTIMULA LAS VESÍCULAS SINÁPTICAS, EN LOS   │
│    BOTÓNES AXÓNICOS, A LIBERAR POCOS        │
│     NEUROTRANSMISORES DE GLUTAMATO          │
└───────────────────────────────────────────┘
                ▼
┌───────────────────────────────────────────┐
│  LOS NEUROTRANSMISORES DE GLUTAMATO         │
│    ATRAVIESAN EL ESPACIO SINÁPTICO          │
└───────────────────────────────────────────┘
                ▼
┌───────────────────────────────────────────┐
│   SE ADOSAN A LOS RECEPTORES DE LAS         │
│ DENDRITAS DE LAS NEURONAS POST SINÁPTICAS   │
└───────────────────────────────────────────┘
```

RECEPTORES NMDA	RECEPTORES AMPA
▼	▼
SE ABREN	SE ABREN
▼	▼
LOS IONES DE SODIO Y DE CALCIO NO PUEDEN PENETRAR POR ESTAR BLOQUEADA LA ENTRADA POR LOS IONES DE MAGNESIO	DEJAN PENETRAR PEQUEÑAS CANTIDADES DE IONES DE SODIO
	CAUSAN DEPOLARIZACIÓN AISLADAS Y DE BAJA INTENSIDAD
	LA UNIÓN ENTRE LAS NEURONAS ES INESTABLE Y DE CORTA DURACIÓN

183

```
                    ┌──────────────────────────┐
                    │    ESTUDIO SUFICIENTE     │
                    └──────────────────────────┘
                                 ▼
┌────────────────────────────────────────────────────────┐
│   PROVOCA IMPULSOS ELÉCTRICOS (POTENCIALES               │
│   DE ACCIÓN) DE ALTA FRECUENCIA Y REPETIDOS              │
│   EN EL AXÓN DE LAS NEURONAS PRESINAPTICAS.              │
└────────────────────────────────────────────────────────┘
                                 ▼
┌────────────────────────────────────────────────────────┐
│   ESTIMULA LAS VESÍCULAS SINÁPTICAS, EN LOS             │
│   BOTÓNES AXÓNICOS, A LIBERAR GRAN CANTIDAD             │
│   DE NEUROTRANSMISORES DE GLUTAMATO                      │
└────────────────────────────────────────────────────────┘
                                 ▼
┌────────────────────────────────────────────────────────┐
│   LOS NEUROTRANSMISORES DE GLUTAMATO                    │
│   ATRAVIESAN EL ESPACIO SINÁPTICO                       │
└────────────────────────────────────────────────────────┘
                                 ▼
┌────────────────────────────────────────────────────────┐
│   SE ADOSAN A LOS RECEPTORES DE LAS                     │
│   DENDRITAS DE LAS NEURONAS POST SINÁPTICAS             │
└────────────────────────────────────────────────────────┘
```

RECEPTORES NMDA	RECEPTORES AMPA
SE ABREN	SE ABREN MÁS TIEMPO
LOS IONES DE MAGNESIO QUE BLOQUEABAN LOS RECEPTORES SON REPELIDOS	DEJAN PENETRAR GRANDES CANTIDADES DE IONES DE SODIO
PERMITIENDO LA ENTRADA DE MÁS IONES DE SODIO Y CALCIO	CAUSAN UNA GRAN DEPOLARIZACIÓN EN LAS DENDRITAS POST SINÁPTICAS
	LA UNIÓN ENTRE LAS NEURONAS ES ESTABLE Y DE LARGA DURACIÓN

184

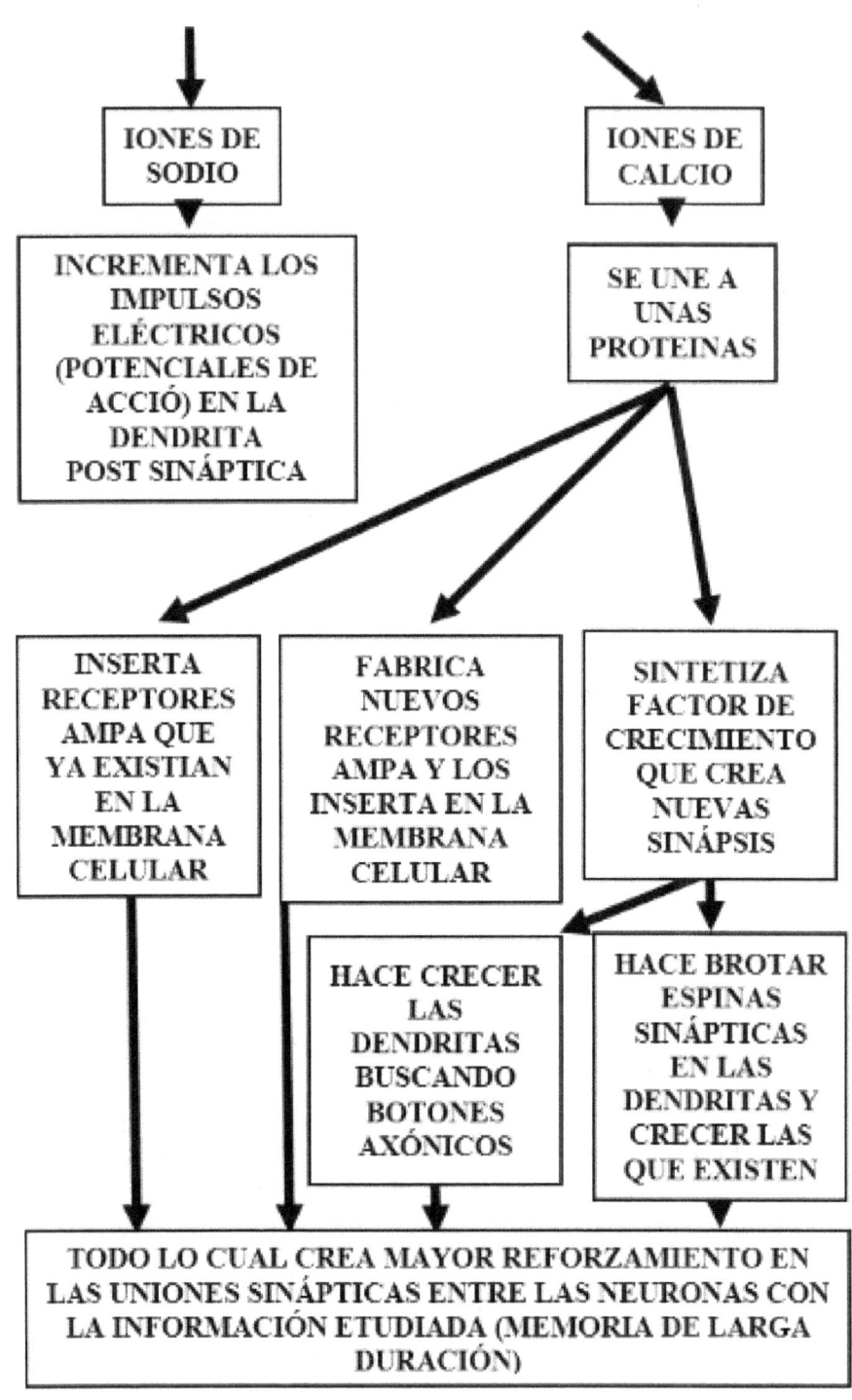

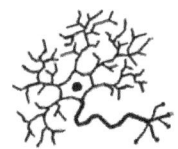 CAPÍTULO XIX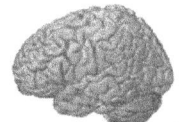

EL ESTRÉS O TENSIÓN EMOCIONAL Y EL APRENDIZAJE DE TU CEREBRO. "ESTRÉS DOCENTE"

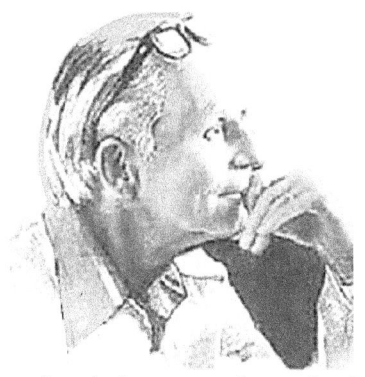

"Cada estrés deja una cicatriz indeleble,
y el organismo paga para su supervivencia,
después de una situación agotadora,
haciéndose un poco más viejo"
Hans Selye "

El estrés fue definido en 1954 por el médico fisiólogo austriaco, nacionalizado canadiense, Hans Selye (1907-1982) como **"una respuesta no característica del cuerpo humano frente a una demanda que se haga de él, excesiva y persistente".** En el caso particular que nos ocupa, el alumno, por no adaptarse mentalmente a estímulos ocasionados por: preocupaciones, miedo, ansiedad, irritación, complejos, situación económica, social, escolar. crea en su cerebro una **reacción de alarma** que activan en el organismo múltiples mecanismos hormonales y nerviosos que dan origen a una **fase de impotencia** a las "agresiones" o causa productora y si esta persiste durante un tiempo prolongado, cae en una **fase de agotamiento** en la cual **pierde la capacidad de resistir** y se le presentan **trastornos físicos o síquicos** como:

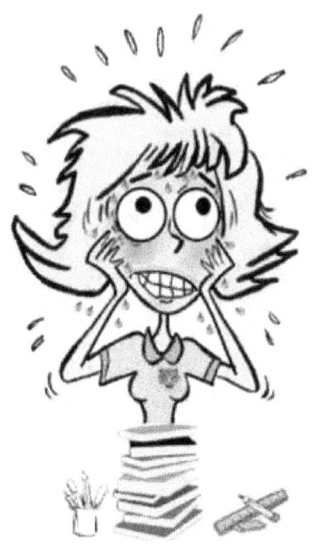

cansancio, afectación de las facultades cognitivas: disminución de la atención, la memoria, problemas con el razonamiento, ocasionados por la elaboración y liberación en las glándulas suprarrenales de determinadas hormonas: cortisol y adrenalina.

Entre esos desordenes están, nada mas y nada menos que la dificultad del cerebro para procesar adecuadamente la información recibida y perdida de la memoria debido a:

las alteraciones en el número y estructura de las dendritas.

la afectación de la conducción eléctrica.

el quebranto en la calidad de las sinápsis o entre el número de las conexiones nerviosas.

Provocando una **merma** en la **capacidad para prestarle atención** a la actividad docente y una **reducción** en tu **habilidad para memorizarla**.

En resumen: El cerebro responde al **estímulo estresante o agresor** con una reacción o **"fase de alarma"**, activando múltiples mecanismos en tu organismo produciendo en el mismo una **"fase de impotencia"** que si perdura provoca un agotamiento psíquico-físico que ocasiona una **"tensión emocional o estrés"** con consecuencias docentes desastrosas".

ESTRÉS. DEFINICIÓN. Cuando a un alumno, determinados estímulos o demandas (factores estresantes) son de gran intensidad y se hacen permanentes, le generan un estado de preocupación y ansiedad que le impiden a su sistema hormonal responder adecuadamente, no pudiendo adaptarse su organismo a esta nueva situación, ocasionándole perturbaciones bioquímicas que se manifiestan en una serie de trastornos físicos y/o psíquicos.

Durante las actividades en una escuela, el estrés te afecta tanto a ti como al maestro, dando motivos a que ambos puedan, en un momento determinado, establecer relaciones interpersonales contraproducentes, tomar decisiones equivocadas y hacer que el maestro desempeñe inadecuadamente sus funciones docentes y tú, la actividad escolar.

¿Causas de estrés en los alumnos?

Dentro de las cusas del estrés como ya hemos señalado existen factores: personales, sociales, económicos y en los alumnos, las relacionadas con las características de sus funciones docentes.

Dentro de ellas tenemos:

Tener dificultades para trasladarte a la escuela.

No poseer suficientes uniformes o dificultades con la limpieza de los mismos.

Carecer de recursos económicos para pagar el almuerzo o comprar algunas chucherías de merienda.

Escasos materiales escolares.

Algún abusador que te esté haciendo la vida imposible.

Disgustos en tus relaciones amorosas.

El que tu cerebro tenga que recibir cada hora, conocimientos de seis asignaturas distintas.

Tener que movilizarte seis veces al día de un aula a otra.

Que este traslado sea anunciado con un timbre que retumba sin piedad en el tímpano de tus oídos.

Que si no llegas a tiempo al aula siguiente te anotan una llegada tarde.

Estar en la necesidad de contemporizar con seis maestros distintos con sus respectivos caracteres y niveles de exigencia.

Enfrentar la posibilidad de que no hayas cumplimentado alguna de las tareas que te indicaron para la casa.

Que exista la posibilidad de que no comprendas las explicaciones de algún maestro.

Que no tengas buenas relaciones con algún alumno de los 130 con que vas a convivir durante los seis periodos.

Dificultades para mantener una disciplina adecuada en el aula siendo en ocasiones requerido por tu maestro o amenazado con llamar a tu casa, dejarte en detención o escribirte un referido al Asistente Principal que controla las indisciplinas.

Después de confeccionar esta lista, no hay que ser un sabio para darse cuenta que el estrés de los alumnos puede ser es producido por diversos factores entre los que se encuentran sus problemas con las distintas facetas de su vida escolar.

¿Cómo reconoce el alumno que está funcionando con estrés?

Aquí tenemos un problema, al alumno le es

extraordinariamente difícil darse cuenta de que está padeciendo de estrés por los siguientes motivos.

1. Es muy joven y no tiene experiencia suficiente en conocimientos y de la vida para reconocerlo.

2. Todos los jóvenes y aun los adultos tratan de ocultar mentalmente en el subconscientemente los problemas que le están ocasionando el estrés. Y si alguien le pregunta:

¿Cómo estás? Te noto preocupado, ¿Tienes algún problema?

Inmediatamente contestan: estoy bien, No tengo ningún problema.

En ocasiones es extraordinariamente fácil, no hay que ser un perito en este importante aspecto de la medicina. Si estudia en una escuela "conflictiva", sin lugar a dudas, estás sometido a un intenso estrés, con la frecuente tensa sensación de no poder hacer nada frente a la complicada situación. Los alumnos que presentan un estrés, acuden a las mismas disgustados, sin motivación, frustrados, agresivos o deprimidos, irritables y de mal humor. Su estancia en la misma, en vez de constituir un placer, se torna en una angustia. La tensión emocional a que está sometido en la escuela la traslada a su hogar, ocasionándole problemas familiares o alguna enfermedad funcional.

Por parte del alumno, las causas de estrés comienzan en el hogar (estrés extraescolar):

dificultades económicas,

violencia familiar,

maltrato por parte de los padres,

ausencia de cariño,

desidia por su educación,

dificultades con el trasporte para acudir a la escuela,

uniformes escolares escasos o sucios,

utensilios colegiales insuficientes

y continúan en la escuela (estrés intraescolar):

problemas con abusadores,

relaciones inadecuadas con condiscípulos y maestros,

limitaciones mentales para entender las clases,

escuchar cinco campanillazos durante el día para avisarle del cambio de período y ocasionarle un nerviosismo al tener que marcharse del aula caminando apurado junto con una multitud de estudiantes, a empujones, a "galope tendido", hacia otro local, donde lo esperan diferentes compañeros y maestros,

pero más grave aún, para recibir información sobre seis asignaturas diferentes que le pudieran crear al cerebro un conflicto en su funcionamiento de imprevisibles consecuencias.

por último, porque no decirlo, el tener algún maestro con dificultades para enseñar, impidiendo al alumno a prender con más facilidad.

Recomendaciones, si presentas algun problema o sintomas de los señalados, no trates de esconderlos, se sincero contigo mismo, reconócelo y comunicaselos a tus padres o al consejero de la escuela, lo mas probable es que necesites de sus recomendaciones,consejos o la ayuda de un profesional.

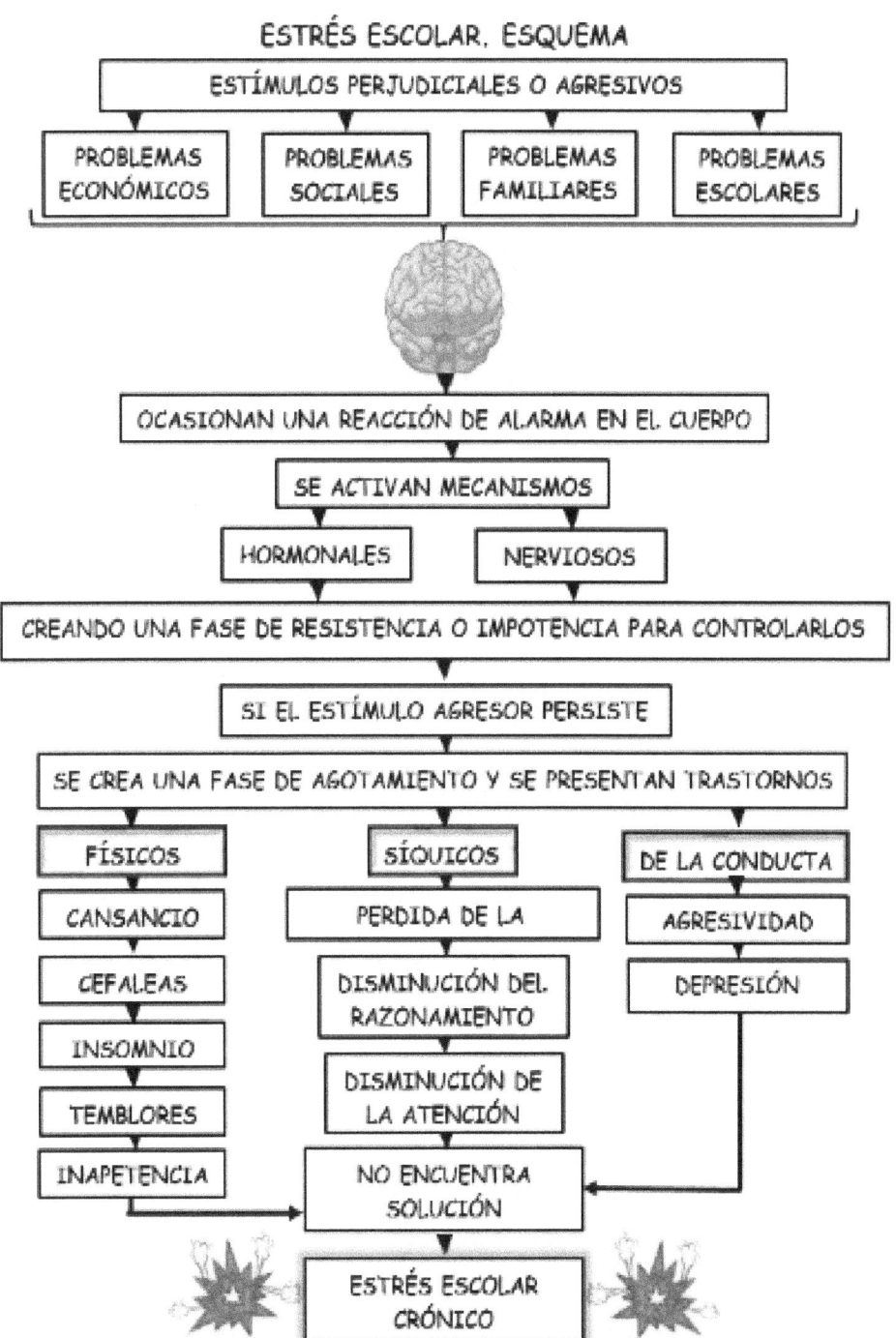

ESTRÉS ESCOLAR, ESQUEMA

ESTÍMULOS PERJUDICIALES O AGRESIVOS

| PROBLEMAS ECONÓMICOS | PROBLEMAS SOCIALES | PROBLEMAS FAMILIARES | PROBLEMAS ESCOLARES |

OCASIONAN UNA REACCIÓN DE ALARMA EN EL CUERPO

SE ACTIVAN MECANISMOS

HORMONALES   NERVIOSOS

CREANDO UNA FASE DE RESISTENCIA O IMPOTENCIA PARA CONTROLARLOS

SI EL ESTÍMULO AGRESOR PERSISTE

SE CREA UNA FASE DE AGOTAMIENTO Y SE PRESENTAN TRASTORNOS

FÍSICOS
CANSANCIO
CEFALEAS
INSOMNIO
TEMBLORES
INAPETENCIA

SÍQUICOS
PERDIDA DE LA
DISMINUCIÓN DEL RAZONAMIENTO
DISMINUCIÓN DE LA ATENCIÓN
NO ENCUENTRA SOLUCIÓN

DE LA CONDUCTA
AGRESIVIDAD
DEPRESIÓN

ESTRÉS ESCOLAR CRÓNICO

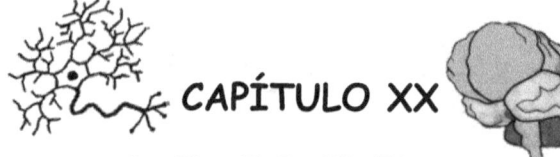

CAPÍTULO XX

CAUSAS QUE TE PUEDEN OCASIONAR ESTRÉS EN LA ESCUELA

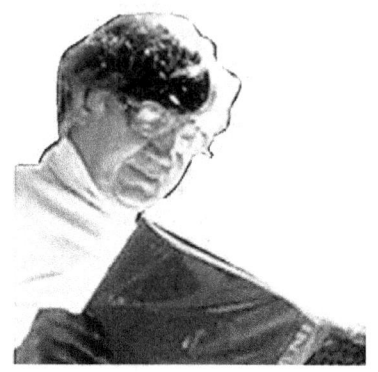

"Lo que sucede no es tan importante como la forma en que usted reacciona a lo que sucede."
Thaddeus Stanley Golas (1924-1997) escritor norteamericano.

¿Causas de estrés en los alumnos?

Dentro de las cusas del estrés se han señalado factores: personales, sociales, económicos y en los alumnos las relacionadas con las características de tus funciones docentes.

Dentro de ellas tenemos:

Miedo a equivocarse al contestar una pregunta

Ansiedad por tener que hacer una tarea, prueba o examen

Pena de tener que leer en alta voz

Dificultades para expresarse o entender el idioma

No comprender las explicaciones del maestro

Miedo al carácter del maestro

Niños abusadores en el aula

No ir vestido adecuadamente

Insuficiente dinero

Tener dificultades para trasladarte a la escuela.

No poseer suficientes uniformes o dificultades con la limpieza de los mismos.

Carecer de recursos económicos para pagar el almuerzo c comprar algunas chucherías de merienda.

Escasos materiales escolares.

Algún abusador que te esté haciendo la vida imposible.

Disgustos en tus relaciones amorosas.

El que tu cerebro tenga que recibir cada hora, conocimientos de seis asignaturas distintas.

Tener que movilizarte seis veces al día de un aula a otra.

Que este traslado sea anunciado con un timbre que retumba en tus oídos.

Que si no llegas a tiempo al aula siguiente te anotan una llegada tarde.

Estar en la necesidad de contemporizar con seis maestros distintos con sus respectivos carácter y niveles de exigencia.

Enfrentar la posibilidad de que no hayas cumplimentado alguna de las tareas que te indicaron para la casa.

Que exista la posibilidad de que no comprendas las explicaciones de algún maestro.

Que no tengas buenas relaciones con algún alumno de los 130 con que vas a convivir durante los seis periodos.

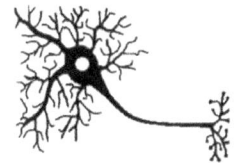 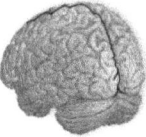

CAPÍTULO XXI
EL ALUMNO: ¿INOCENTE O CULPABLE?

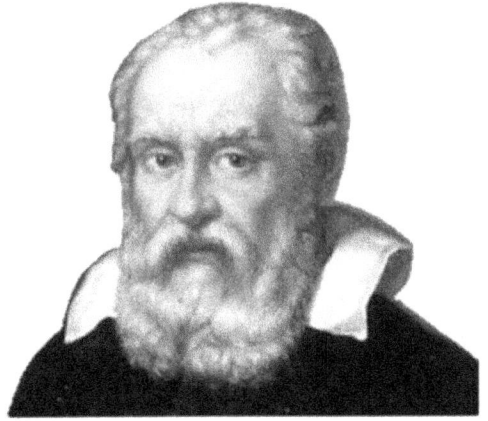

"Nunca he encontrado una persona tan ignorante
que no pueda aprender algo de ella"
Galileo Galilei (1564-1642)
Astrónomo, filósofo, ingeniero, matemático y
físico italiano,

Hay que cambiar el concepto que tienen algunos miembros del Sistema Escolar, determinados legisladores y no pocos padres, sobre tu persona, de verte solo como un elemento pasivo, receptivo, esponjoso, magnético y hay que bautizarte con los calificativos de **componente activo**, ingrediente creador que participas de manera fundamental en el proceso docente y que tu éxito o fracaso académico descansa de manera predominante, sobre tus hombros, o para ser tal vez más explícito: sobre tu cerebro y siendo aún más preciso: tus neuronas y el estudio.

Si tú quieres aprender, aprendes, pero si no deseas aprender, por extraordinario empeño, esmero y dedicación que el maestro despliegue en el aula para enseñarte, **JAMAS** (si, con mayúscula) podrá lograrlo.

Tú no adquieres directamente las enseñanzas o informaciones de tu maestro, a través de un embudo, los conocimientos que de estas se derivan, te es necesario trabajar con ellas y para esta importante actividad tienes que utilizar el instrumento más valioso que se ha construido en el mundo: **el cerebro**.

Tu aprendes cuando mediante **tu esfuerzo, estudiando, eres capaz de captar con tus órganos de los sentidos, trasladar y almacenar en tu memoria de larga duración, los conceptos más valiosos**, sin distorsionarlos, tal como te fueron formulados y transmitidos por tu maestro o **mediante el estudio**.

La posibilidad de que captes la esencia de la información transferida depende de un número de factores que, en síntesis, están vinculados con:

Las características docentes del maestro.

La complejidad del tema tratado.

Las particularidades del medio ambiente en que la actividad educadora tiene lugar.

Y de tu personalidad.

Ten presente que el maestro es solo el conductor y el transmisor de los estímulos docentes, el encargado de recibirlos y procesarlos eres tú. Y el contenido de la información no siempre es fácil de percibir, en ocasiones este "cargamento educativo" requiere de un esfuerzo extra (atención, análisis, reflexión, razonamiento) por parte de tu cerebro (receptor activo) y si el maestro está presente puede ayudarte, pero NUNCA (si, con mayúscula) hacerlo por ti. En esta interacción educadora, **al maestro** le es necesario llevar a cabo las siguientes funciones:

❖ Movilizar los conocimientos que tiene almacenado en su cerebro a través de sus circuitos formados con sus neuronas.

❖ Transmitírtelos por medio de estímulos físico (lumínicos: proyecciones y sonoros: vocales) principalmente.

❖ Auxiliado por los medios audio-visuales que emplee.

Mientras que tu participación es más compleja:

➤ Necesitas poseer un cerebro capacitado para aprender.

➤ Tener una estructura en tu personalidad proclive a adquirir conocimientos.

> ➤ Llevar a cabo una secuencia de funciones en el aula con tus órganos de los sentidos para captar la información del maestro.

> ➤ **Procesarla en tu casa mediante el estudio.**

> ➤ Que requiere de determinado esfuerzo de voluntad e intelectual.

Y durante **el estudio** tú necesitas:

> ✓ Valerte del método adecuado.

> ✓ Utilizar la información contenida en tu memoria relacionada con el tema que estás estudiando.

> ✓ Con este conjunto de información ser capaz de representarte las nociones que te han sido enviados por el maestro u obtenidos del libro de texto.

> ✓ Y con los datos procesados se conforman en tu cerebro los conocimientos sobre el tema en cuestión.

¿Y porque insisto en el papel del maestro y tu persona en esta simbiosis cultural que se establece entre ambos durante el proceso docente?

Pues para destacar las particularidades complicadas y laboriosas que caracterizan a la sucesión de etapas por las que debe transitar los conocimientos en tu cerebro, sobre todo partiendo del principio que **es una actividad voluntaria, opcional, espontánea, sobre la cual el**

maestro puede, si está presente, influir, pero no determinar ni decidir: cuándo ponerla en ejecución, ni en la calidad con que tú la lleves a cabo mediante el estudio.

Y como abogado defensor del maestro te planteo siguiente pregunta:

¿Quién personifica la actuación primordial en la función educativa escolar: el maestro o el alumno?

Y por favor no me responda que los dos, yo estoy convencido que ambos intervienen, pero con sinceridad contésteme:

¿Cuál desempeña un papel más importante?

Y te advierto, no vayas a pensar que como soy maestro tengo prejuicios sobre tu persona por ser un alumno y que quiero eximir a mis colegas de toda culpa en sus funciones escolares. Por este motivo te estoy solicitando tu opinión. Píeselo bien y contéstate a ti mismo.

Tu cerebro, al igual que el de todos los estudiantes, situado dentro de la cavidad craneal, cuando tiene la capacidad, se mantiene funcionando y en plena actividad en el aula gracias a cinco poleas de transmisión denominadas: el oído, la vista, el olfato, el tacto y el gusto.

Y los alumnos, si no atienden las explicaciones del maestro o a la lectura del libro de texto con los sentidos correspondientes, pierden el contacto con el medio educacional y los estímulos sensoriales se distorsionan y el procesamiento de ellos será equivoco. Y, por otra parte, después de atender y recibir con fidelidad los estímulos sensoriales informativos del maestro, si no te abstraen y los reflexionas, aislándot de la realidad que te rodea, el funcionamiento de tus mecanismos neuronales electro-químicos serán confusos o erróneos.

Y ¿cómo el maestro puede percatarse de que las actividades docentes que está poniendo en práctica son exitosas?

¿Por la asistencia der los alumnos a clase?

¿Por los resultados académicos obtenidos por sus estudiantes?

Este criterio no se ajusta totalmente a la verdad con plena exactitud, ya que, si bien es cierto que su desempeño influye en los mismos, no es menos cierto que **no es determinante**.

Hay alumnos que estudian asignaturas por el internet sin la presencia ni auxilio de un maestro y existen Universidades, en las cuales, a las asignaturas de algunas carreras, la asistencia a clase no es obligatoria.

El compromiso docente de tu maestro se extiende hasta un límite, informarte, explicarte, aclararte dudas, orientarte, a partir de aquí, la elaboración que tu realices con sus enseñanzas se le escapa de su empeño e interés, la sucesión de tus funciones mentales no puede ser regida, ni gobernada, ni conducida por su voluntad, depende, a partir de esos confines, íntegramente, de ti.

El resultado que obtengas en tus calificaciones dependerá de los conocimientos que has acumulado y de la metodología que has utilizado en **el estudio** durante los exámenes, si está acorde a como tus órganos de los sentidos captan la información y tu cerebro la procesa:

1. concentrarte

2. leer las preguntas

3. entenderlas

4. establecer un juicio (facultad que poses en tu cerebro y que te permite discernir o distinguir unos aspectos de la pregunta de otros y valorarlos.

5. analizarlas (separar del contenido, (concepto central, sus partes para conocer aisladamente sus componentes)

6. razonarlas (pensar, ordenando las ideas y conceptos, para llegar a una conclusión.

7. seleccionar una respuesta.

Y ninguna de estas actividades están directamente relacionadas, en esos instantes, con tu maestro, por lo tanto, aunque en un momento determinado de tu pasado, él tuvo una participación en el suministro del material a tu cerebro, el que construyó los circuitos, consolidó las sinapsis con proteínas, atesoró las nociones aprendidas, fuiste tú y eres el único capaz de recordarlas, traerlas al presente y utilizarlas respondiendo al cuestionario.

El conocimiento de cómo funciona tu cerebro y como procesas la información que te es transmitida o estudiada **no nace contigo, hay que proveértelo**, para lo cual se requiere que designes un espacio de tiempo para leer este manual, cada día, que contiene los fundamentos básicos del funcionamiento de tu cerebro con los conocimientos recibidos y de los principios y reglas que debes cumplimentar para elaborar con calidad y éxito las enseñanzas del maestro o del estudio.

Si no conoces los pasos a seguir mentalmente durante **el estudio**, para aprenderte el tema impartido por el maestro, lo más probable es que enfrentes dificultades para conseguirlo, pero si lo logras, es por pura coincidencia, es obra del azar o de una conducta pragmática (actitud y pensamiento que aprecia sobre todo la utilidad y el valor práctico de las cosas).

Al final del libro, te redactado algunos consejos que considero de utilidad para que **aprendas a estudiar**.

Y para finalizar:

¿Es el alumno inocente o culpable de no poseer los conocimientos para utilizar y responder adecuadamente las preguntas de los exámenes o es el maestro?

El veredicto final dependerá de que "su abogado defensor" sea capaz de esclarecer y convencer a los miembros "del jurado", del papel que cada uno de los factores: personal administrativo dirigente, maestro, alumno y padres, desempeñaron en los acontecimientos: transmisión de la información por el maestro y adquisición de las enseñanzas y procesamiento de los conocimientos por parte tuya, por lo cual has sido "acusado" de las malas calificaciones que has obtenido en tus exámenes.

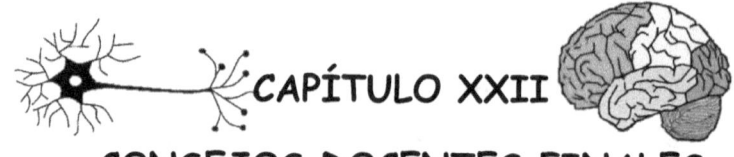

CAPÍTULO XXII
CONSEJOS DOCENTES FINALES

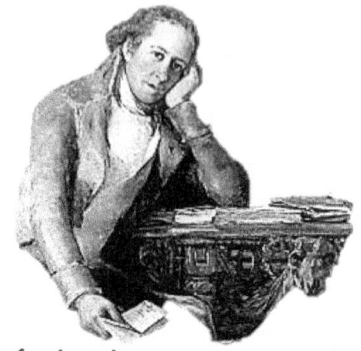

"Bien están los buenos pensamientos, pero resultan tan livianos como burbuja de jabón, si no los sigue el esfuerzo para concretarlos en acción."
Gaspar Melchor de Jovellanos
(1744 - 1811)
Escritor, jurista y político español.

1. Es importante que te enteres de que, en la actualidad se conoce como el cerebro aprende y existe información científica suficiente sobre su manera de procesar los estímulos informativos que recibes, por lo que te es posible incorporar estas nociones a tu **actividad del estudio** con el fin de hacerlo más efectivo.

2. Es recomendable que ingieras **una dieta** con los nutrientes necesarios para facilitar el trabajo de los tejidos de tu cerebro durante el proceso del aprendizaje.

Esta debe estar compuesta por:

Cereales: panes, frijoles, arroz y tubérculos como las papas y las zanahorias.

También debes comer: vegetales de hojas verdes, frutas frescas, leche, pescados, azúcares, grasas insaturadas: el omega 3, proteínas: carne sin grasa, vitaminas, minerales y elementos como el selenio y el magnesio, por supuesto, previamente indicados por un médico y con el permiso de tus padres.

3. Ten presente que dos alumnos pueden tener criterios diferentes sobre la **técnica más eficaz a utilizar para estudiar**, pero sus cerebros sólo tiene un método para procesar la información que cualquiera de los dos le suministre y esta menara de proceder nunca varía.

4. Ocúpate de garantizarte **un medio ambiente propicio para el aprendizaje**, que es aquel que sin interferencias ni distracciones te permite y facilita la estimulación de tus órganos sensoriales por la información que obtienes durante el estudio.

5. Ten presente que cuando **te emocionas** durante el estudio se te estimula la amígdala cerebral cuya función es controlar tus emociones, produciéndote un estado de ánimo que se traduce en una sensibilización de los estímulos sensoriales que rebasan el umbral necesario para estimular eléctricamente a las neuronas (Potencial de Acción) y se aumenta la cantidad de neurotransmisores de Glutamato que liberas en los botones distales de los axónes en el cerebro, facilitando la transmisión del estímulo nervioso informativo a través de la red de neuronas y sus sinapsis.

6. Recuerda que la relación que existe entre los conocimientos que tu trata de adquirir y transmitir a tu cerebro, reside en la calidad de estímulos que seas capaz de generar en los receptores de tus **órganos sensoriales**. Esas son las puertas por las que penetran las informaciones. El cerebro es capaz de aprender debido a las conexiones que existen entre tus órganos de los sentidos y las neuronas de tu cerebro.

7. La excitabilidad es una propiedad que tiene las membranas de tus neuronas, que les permiten a estas células generar potenciales de acción productores de señales eléctricas en respuesta a los estímulos sensoriales informativos que tú les envíes con una fuerza y repetición adecuada y puedas mantener esa intensidad durante el tiempo necesario.

Si los estímulos que le envías a tus neuronas no son de **la intensidad, calidad, <u>frecuencia</u> y duración adecuada**, tu cerebro no los procesara adecuadamente, disminuyendo la posibilidad de que tu cerebro aprenda.

8. Divide los conocimientos fundamentales a estudiar en segmentos cortos, no mayores de cinco líneas y trata de encontrar una relación entre ellos y una secuencia.

9. Durante la actividad del estudio, **planifícale tiempo al tu cerebro** para que **reflexione** los estímulos que le estás enviando a través de tus órganos de los sentidos, con el fin de que interactúe con ellos. No se los transmitas atropelladamente.

10. Trata de que el material que estudies te sea **lo más comprensible** posible, porque mayor será el número de conexiones que se formaran entre tus neuronas y las ya existentes relacionadas con el tema, se fortalecerán.

11. Siempre que te sea posible **trata de relacionar** el material de estudio con conocimientos previos almacenados en tu memoria de larga duración ya que, durante el proceso del entendimiento, tu cerebro, de manera inconsciente, por asociación de ideas, busca en la memoria de larga duración información relacionada con el tema para procesarlo con más calidad.

12. No te olvides de que, si durante el estudio **lees en voz alta**, tienes más posibilidad de recordarlo. Y si además de leerlo le imprimes un énfasis y ritmo adecuado, tendrás más oportunidad de almacenarlo en la memoria de larga duración.

13. Debes saber que la cantidad de conocimientos que adquieras durante el estudio está en relación con **el tiempo y la frecuencia que le dediques al mismo.** Mientras más horas le consagres al estudio mejor procesara el cerebro la información y aumentaran tus posibilidades de memorizarla por largo tiempo.

14. Asígnale al material que vas a estudiar **un periodo de tiempo prudencial** de acuerdo con su complejidad. Y a medida que el tema sea más difícil de entender, tienes que dedicarle más tiempo ese u otro día.

15. Trate de confeccionar **Mapas de Conceptos** con el contenido de los temas que tienes que estudiar, en los cuales se muestren las relaciones en sucesión entre los diferentes.

16. Repasa con una frecuencia programada el tema que has estudiado. No presupongas que, por el hecho de habértelo estudiado una vez, ya es motivo suficiente para que te lo hayas aprendido.

Este proceder es de utilidad para que corrijas errores de concepto si los tenías y para lo que entendiste con perfección, se consoliden en las sinápsis de los circuitos neuronales que se establecieron y esto ayuda a almacenarlo de manera organizada en la memoria permanente.

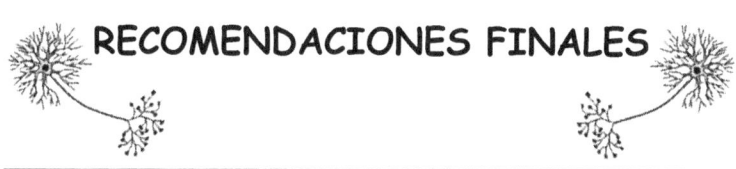

RECOMENDACIONES FINALES

1	ADQUIRIR EL CONCEPTO DE QUE TU ERES EL ELEMENTO FUNDAMENTAL EN EL CUATRINOMIO DOCENTE: PERSONAL ADMINISTRATIVO DIRIGENTE, MAESTRO-ALUMNOS-PADRES.
2	DEBES ESTUDIAR ESTE MANUAL PARA QUE APRENDAS A ESTUDIAR.
3	TIENES QUE ESTUDIAR EN LA CASA, POR LO MENOS UNA HORA DIARIA.
4	TUS PADRES DEBEN COLABORAR Y SUPERVISAR ESTA ACTIVIDAD.
5	SE TE DEBE FACILITAR, SIEMPRE QUE SEA POSIBLE, EL LIBRO DE TEXTO (EL MAESTRO PORTÁTIL).

6 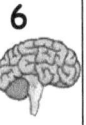	SI NO DISPONES DE LIBRO DE TEXTO "TIENES" QUE TOMAR NOTAS EN CLASE.
7 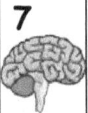 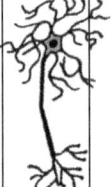	LLEVAR A TU CONCIENCIA QUE EL MAESTRO TE ENSEÑA, INFORMA, ACLARA DUDAS Y TE ORIENTA: ✓ A TRAVÉS DE TUS ÓRGANOS DE LOS SENTIDOS. ✓ A LAS NEURONAS DE TU CEREBRO.
8 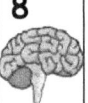	RECUERDA QUE SÓLO TU Y NADIE MÁS QUE TU PUEDE LLEVARTE LOS CONOCIMIENTOS A LA MEMORIA DE LARGA DURACIÓN, ALMACENARLA Y RECUPERARLOS CUANDO TE SEA NECESARIO, ES DECIR APRENDER.

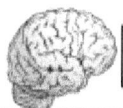 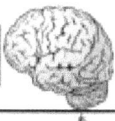

¿COMO ESTUDIAR?

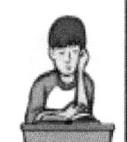 **SELECCIONA UN MEDIO AMBIENTE ADECUADO**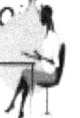

a) Con buena iluminación

b) Silencioso

c) Cómodo

PONLE INTERÉS Y ATENCIÓN A LA ACTIVIDAD QUE VA A REALIZAR
(NO TE DISTRAIGAS)

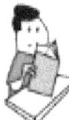 LEE LENTAMENTE TODO EL MATERIAL QUE DESEAS APRENDER

COMPRENDE Y ENTIENDE EL CONTENIDO DEL TEMA QUE LEISTE

 SI ENCUENTRA UNA PALABRA QUE NO CONOCES
EL SIGNIFICADO, BÚSCALO EN EL DICCIONARIO

IDENTIFICA LAS PARTES QUE CONSIDERA MÁS IMPORTANTES: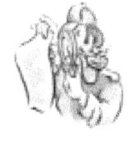

a) Las definiciones

b) **Los escritos en negritas**

c) *Los escritos en letra itálica*

d) Si piensa que existen otras partes importantes, subráyelas o destáquelas con un marcador

---

CON LAS PARTES MÁS IMPORTANTES CONFECCIONA:

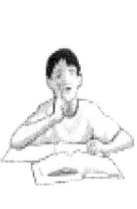

a) Dibujos

b) Resúmenes

c) Esquemas

d) Mapas

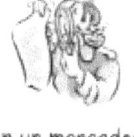 TU META ES MEMORIZAR EL MATERIAL ESTUDIADO, ¿COMO?

Repítelo varias veces seguidas.	Deja pasar unos días y trata de recordarlo.	Explícalo con tus palabras	Utiliza recursos nemotécnicos	Búsquele relación con tu vida.	Busca ejemplos relacionados con el tema.

CONSEJOS PARA QUE MEJORES TUS NOTAS ACADÉMICAS

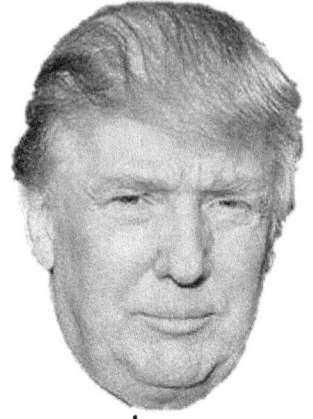

"Aprender, aprender y nunca practicar,
es como arar, arar, pero nunca sembrar"
Donald Trump (1946-).
Presidente de los Estados Unidos de Norte
america (2017-2021).

1. ASISTE A LA ESCUELA TODOS LOS DÍAS.

2. SI POR ALGUNA RAZÓN JUSTIFICADA TE

AUSENTAS UN DÍA, INFORMATE CON UN

AMIGO SOBRE LOS TEMAS EXPLICADOS POR

EL MAESTRO.

3. LLEGUA TEMPRANO AL AULA.

4. ACUDE AL AULA CON TODOS LOS
MATERIALES ESCOLARES SOLICITADOS POR
EL MAESTRO.

5. PÓNLE ESPECIAL ATENCIÓN A LAS
EXPLICACIONES DEL MAESTRO.

6. MUESTRA INTERÉS Y MOTIVATE POR EL
TEMA.

7. SI NO ENTIENDES, NO TENGAS PENA,
PREGUNTELE AL MAESTRO.

8. NO CONFIES EN TU MEMORIA, TOME
NOTAS DE LAS CLASES DEL MAESTRO.

9. CUANDO EL MAESTRO TERMINE DE
IMPARTIR EL TEMA, REFLEXIONA Y RAZONA
MENTALMENTE SOBRE EL ASUNTO TRATADO.

10. REVISA EL CONTENIDO DE TUS NOTAS DE
CLASES.

11. LEE EN LA CLASE O EN TU CASA EL
CAPÍTULO DEL LIBRO EXPLICADO POR EL
MAESTRO, RAZÓNALO Y TOMA NOTAS SI LO
CONSIDERAS BENEFISIOSO.

12. REPITE MENTALMENTE LOS CONCEPTOS FUNDAMENTALES DEL TEMA.

13. ENSAYA DISERTANDO SOBRE EL TEMA EN VOZ ALTA COMO SI FUERAS EL MAESTRO Y ESTUVIERAS DANDO UNA CLASE.

14. CONTESTA TODAS LAS PREGUNTAS QUE EXISTAN EN EL LIBRO SOBRE EL TEMA Y COMPRUEBA CON EL MAESTRO SUS RESPUESTAS.

15. HAZ GRÁFICAS Y/O DIBUJOS RELACIONADOS CON ASPECTOS ESPECÍFICOS DEL TEMA.

16. TRATA DE CONFECCIONAR UN MAPA CON LOS CONCEPTOS FUNDAMENTALES EN EL ORDEN CORRECTO Y CON UNA VINCULACIÓN ADECUADA.

17. CONVERSA CON TUS PADRES, HERMANOS, HERMANAS O AMIGOS SOBRE EL TEMA.

18. DUERME PLACIDAMENTE DESPUES DE HABERTE ESTUDIADO EL TEMA POR LA NOCHE.

19. DEJA TRASCURRIR POR LO MENOS DOS DÍAS Y TRATA DE RECORDAR ASPECTOS DEL TEMA, SI NO LO LOGRAS, REPASALO DE NUEVO.

20. MANTEN EN LA ESCUELA UNA CONDUCTA EJEMPLAR.

21. AYUDA A TU MAESTRO A MANTENER LA DISCIPLINA EN EL AULA.

22. DURANTE LAS ACTIVIDADES DOCENTES NO LEAS REVISTAS, NI PERIÓDICOS, NI NOVELAS, NI ESCUCHES CD, NI JUEGUE CON APARATOS ELECTRÓNICOS, NI HAGAS USO DE TU TELÉFONO CELULAR.

23. NO TE DUERMA EN LA CLASE NI REALICES TAREAS DE LAS PRÓXIMAS CLASES, ASIGNADAS PARA REALIZAR EN SU CASA.

24. CUANDO LE ENTREGUES A TU MAESTRO LA TAREA DE LA CLASE, ASEGURATE DE QUE TIENE ESCRITO CON LETRA LEGIBLE:

-TU NOMBRE

-LA FECHA

-TODAS LAS TAREAS CONTEMPLADAS EN LA PIZARRA

-SI TIENE MAS DE UNA PÁGINA, ASEGURESE DE PRESILLARLAS

25. REALIZA TU TAREA PARA LA CASA.

26. ESTUDIA EN LA CASA LAS NOTAS DE CLASE.

REQUISITOS PARA QUE UN ESTUDIANTE PUEDA ALMACENAR UN CONOCIMIENTO EN SU MEMORIA DE LARGO TIEMPO.

1. Emocionarse.

2. Motivarse.

3. Atendender.

4. Concentrarse.

5. Recepcionarlo.

6. Identificarlo.

7. Entenderlo

8. Reflexionarlo.

9. Clasificarlo.

10. Consolidarlo.

11. Memorizarlo.

11.1. Repasarlo.

11.2. Practicarlo.

12. Recordarlo.

CONDUCTA A SEGUIR CUANDO NO ENTIENDESUN TEMA QUE DEBES ESTUDIAR

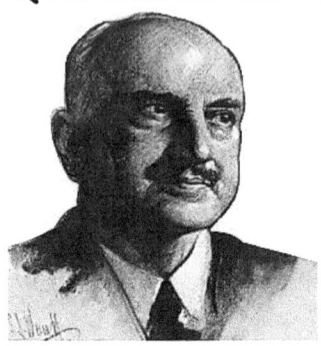

"Caos es el nombre de cualquier orden
que produce confusión en nuestras mentes"
George Santayana (1863 – 1952).
Filósofo, ensayista, poeta y novelista
hispano-estadounidense.

Proponte como fin aprender el material ya estudiado y no has sido capaz de entenderlo y aprenderlo, por este motivo te es indispensable enfocar toda tu **voluntad** a la conquista de este objetivo.

Se te hace necesario transformar tu carácter, de una actitud negativa, hacia una positiva.

Si no entiendes el contenido del material estudiando, tienes a tu disposición las siguientes opciones:

1. **Releerlo**, lentamente, con especial atención.

2. Durante la lectura, **hacer pausas** después de cada oración o párrafo y **meditar** sobre los segmentos leídos, pensar detenidamente, con atención y cuidado en su contenido, **reflexionar** con profundidad sobre los conocimientos expresados.

3. **Identificar el contenido** del tema.

4. **Encontrar** la parte primordial en cada párrafo, exprimir cada página para extraerle el jugo, es decir, los conceptos más importantes y escribirlos en tu libreta de notas.

5. **Hasta preguntas** sobre el contenido de la lectura y trata de inicio de respondértelas tú mismo, si no te es posible, busca la respuesta en el libro.

6. **Detectar las palabras** cuyo significado no conoces a cabalidad y buscar en un diccionario su definición. Escribe el significado en tu libreta de notas. Confecciona un glosario con la explicación de cada una de ellas. A veces te sorprenderás que tan pronto como conozcas el significado de una palabra, rápido y fácil comprenderás el contenido del material que estás estudiando. Es casi imposible comprender una oración si existen palabras cuya significación desconocemos.

7. **Sintetizarlo**. Detecta las diferentes partes que lo componen, estúdialas por separado, busca las relaciones

que tienen unas con otras y finalmente forma un conocimiento global.

8. **Analizarlo**. Lee el conocimiento global, en su conjunto, tal como viene en el libro, después, desglósalo en sus diferentes partes y reconoce cada una de las ideas que lo componen, en qué consisten, que plantean y como están relacionadas unas con otras.   9. Tratar de **vincular el contenido**, si es posible, con **conocimientos anteriores** homólogos al mismo. La mejor manera de obtener un conocimiento que no poseemos es basándonos en los ya adquiridos similares a los que queremos asimilar.

10. **Dejarlo a un lado** y ocúpate de nuevo en él, al día siguiente.

11. Buscar ayuda en la **Internet**.

12. **Acude a la biblioteca** de la escuela y lee el mismo tema en otro texto. En ocasiones una explicación, del mismo tema, está redactada por otro autor en una forma más comprensible, en otro libro.

13. **Solicita asistencia**. Pídele a otra persona (padres, familiares, amigos, maestros) que te expliquen o aclaren las dudas surgidas.

CONDUCTA A SEGUIR CUANDO NO ENTENDEMOS UN TEMA QUE DEBEMOS ESTUDIAR.
RESÚMEN

1. Transforme su carácter, de una actitud negativa, hacia una positiva.

2. Releerlo, lentamente, con especial atención.

3. Haga pausas y reflexione sobre el material.

4. Identifique de que trata el tema que está estudiando.

5. Encuentre que parte es la primordial en cada párrafo.

6. Hágase preguntas sobre el contenido de su lectura.

7. Detecte las palabras cuyo significado no conoce a cabalidad y buscar en un diccionario su definición.

8. Sintetícelo.

9. Analícelo.

10. Vincule el contenido, si es posible, con conocimientos anteriores homólogos al mismo.

11. Déjelo a un lado y ocúpese de nuevo en él, al día siguiente.

12. Busque ayuda en la Internet.

13. Acuda a la biblioteca de la escuela y leer el mismo tema en otro texto.

14. Solicite ayuda.

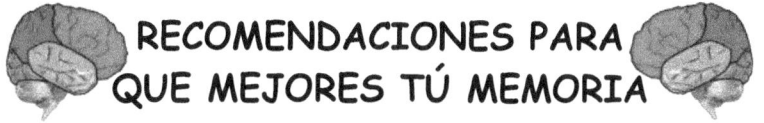

RECOMENDACIONES PARA QUE MEJORES TÚ MEMORIA

1. No estudies varias materias el mismo día.

2. Utiliza un tiempo prudencial para estudiar.

3. Escoge un ambiente adecuado.

4. Evita las interrupciones.

5. Cuando estudies una materia no te conformes con una sola lectura, repítala y repítala tantas veces como te sea necesario para recordarla, pero no en el mismo día, es preferible hacerlo en diferentes días.

6. Exprésela después con tus propias palabras.

7. A continuación de la lectura reflexiona sobre ella. Tu cerebro tiene la necesidad y facultad de pensar y considerar razonadamente el conocimiento que quieres memorizar.

8. Durante el estudio apóyate con láminas, siempre que sea posible.

9. Organiza el material a estudiar.

10. Grábalo en un CD o en una cinta y escúchalo a menudo.

11. Escribe resúmenes.

12. Utiliza tu imaginación con el contenido del tema.

13. Toma notas en clase y estúdialas en la casa.

14. Confecciona Mapas de Conceptos.

15. Haz esquemas.

16. Concibe dibujos.

17. Emplea recursos nemotécnicos

18. Lee en alta voz.

19. Deja transcurrir unos días y repásala de nuevo.

20. Relaciona mentalmente el tema a estudiar con otros similares que

    estudiaste.

BIBLIOGRAFÍA

1. Amlund J. T., Kardash C. A. M., Kulhavy R. W. Repetitive reading and recall of expository text. Reading Research Quarterly, 1986.

2. Anderson R. C., Hidde J. L. Imagery and sentence learning. Journal of Educational Psychology, 1971.

3. Burley-Allen, Madelyn. Listening. The Forgotten Skill. John Wiley Sons, Inc. 1995.

4. Caine, Renate Nummela. 12 Brain/Mind Learning Principles in Action. Johns Hopkins school of Education. 2004.

5. Dee Brigard, Felipe. What Does The Hippocampus Do. Scientific American. May 2014.

6. Fogler, Janet and Stern, Lynn. Improving Your Memory. Barnes & Noble Books. 2001.

7. Forbes, Timmi Jo et al. Teaching Study Skills with Brain Science. Johns Hopkins school of Education. 2001.

8. Goleman, Daniel. Emotional Intelligence. Bantam Books. 1995.

9. Hassall, Cameron D. and Williams, Chad C. The Role of the Amygdala in Value-Based Learning. Journal of Neuroscience July 2017.

10. Heather K. Titley, Nicolas Brunel, Christian Hansel. Toward a Neurocentric View of Learning. Neuron, 2017.

11. Jensen, Eric P. Brain-Based Learning: The New Paradigm of Teaching. Corvin Press. 2008.

12. Lewis, Tanya. Neurons Compete to Form Memories. The Scientist. July 2016.

13. MacKey, Donald G. The Engine of Memory. Scientific American Mind. June 2014.

14. Ornstein, Robert ND Thompson, Richard f. The Amazing Brain. Houghton Mifflin Company. 1986.

15. Sprenger, Marilee. Learning & Memory. The Brain in Action. ASCD. 1999.

16. Sprenger, Marilee. How to Teach so Students Remember. ASCD. 2005.

17. Squire, Larry R. and Kandel, Eric R. Memory. From Mind to Molecules. Scientific American Library. 1999.

18. Taylor, Ashley P. Examining Sleep's Roles in Memory and Learning. The Scientist6. June 2016.

19. Uguet, Enrique, Cómo Aprende el Cerebro de los Estudiantes. Editorial Voces de Hoy. 2015.

20. Upson, Sandra. The Science of Memory. Scientific American. June 2014.

21. Whitlock, Jonathan R. Learning Induces Long-Term Potentiation in the Hippocampus. Science 25 Aug 2006.

22. Willis, Judy. Research-Based Strategies to Ignite Student Learning. ASCD. 2006.

23. Wolfe, Patricia. Brain Matters. Translating Research into Classroom Practice. Ascd. 2001.

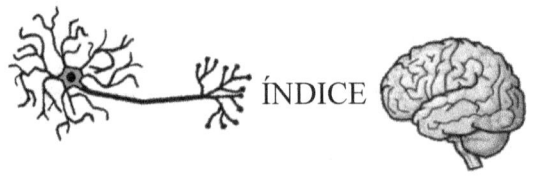

ÍNDICE

En la adquisición, retención y recuperación de los conocimientos intervienen la programación genética que nuestras neuronas heredaron de nuestros padres y el empleo de un método de estudio correcto.

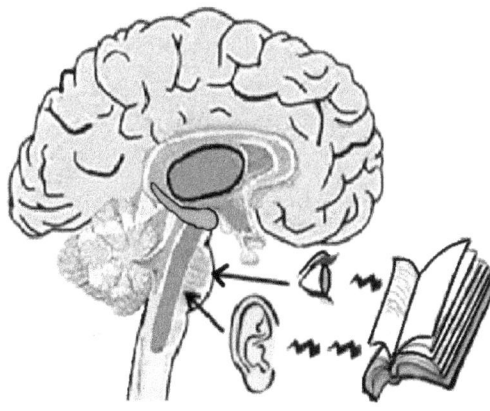

No podemos aprender si no llevamos y almacenamos los conocimientos en **la memoria de larga duración** y para aprender el único procedimiento de que dispone el ser humano es **el estudio.**

Es necesario que identifiquemos las cualidades esenciales del aprendizaje, sus rasgos definitorios que lo hacen ser lo que es y que lo diferencian de otras actividades mentales y ellos sin duda son el estudio y la memoria.

Este libro esta concebido para proveer al lector, de los elementos más novedosos, cientificos y útiles con que perfeccionar estos dos aspectos esenciales para la apropiación de conocimientos relacionados con el mundo, que no están por lo general basados en experiencias propias.

El Profesor Dr. Enrique Uguet, Ph.D., Angiólogo y Cirujano Vascular, ex Profesor Titular de la Universidad de la Habana, Doctor en Filosofía y Ciencias Biomédicas, Profesor Asistente de la Universidad Claud-Bernard, Lyon. Francia ha dedicado parte de su vida al estudio de cómo el cerebro adquiere, procesa, almacena y recupera los conocimientos. En el año 2015 publicó un libro: "CÓMO APRENDE EL CEREBRO DE LOS ESTUDIANTES" dirigido a todos los docentes que imparten clases y hoy nos brinda El ESTUDIO Y LA MEMORIA del cual pueden beneficiarse los estudiantes.